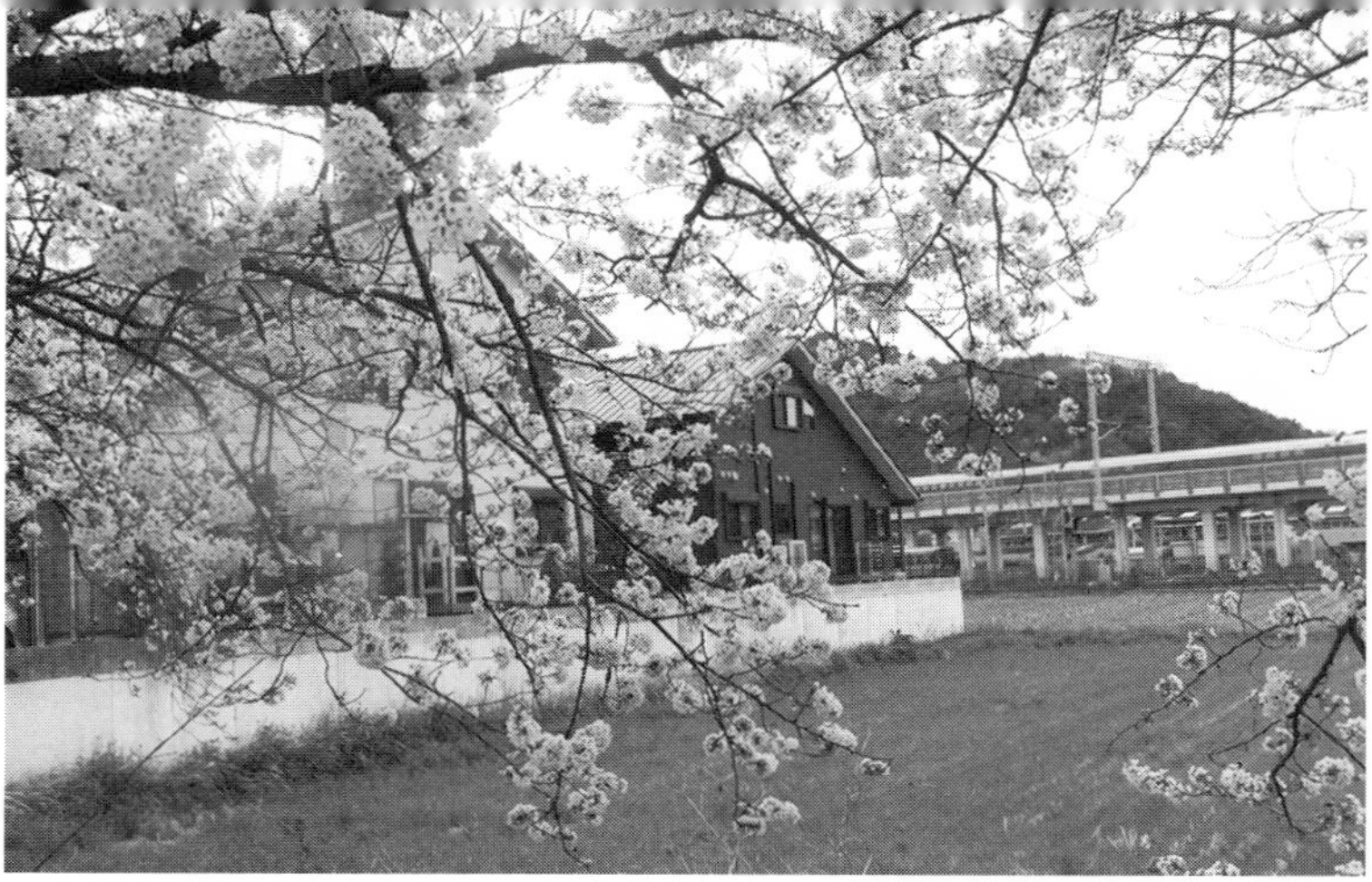

ホームホスピス

ひなたの家の12年

出会いと別れ、癒しと成長、感謝の現場から

金居　久美子
中田　めぐみ

木星舎

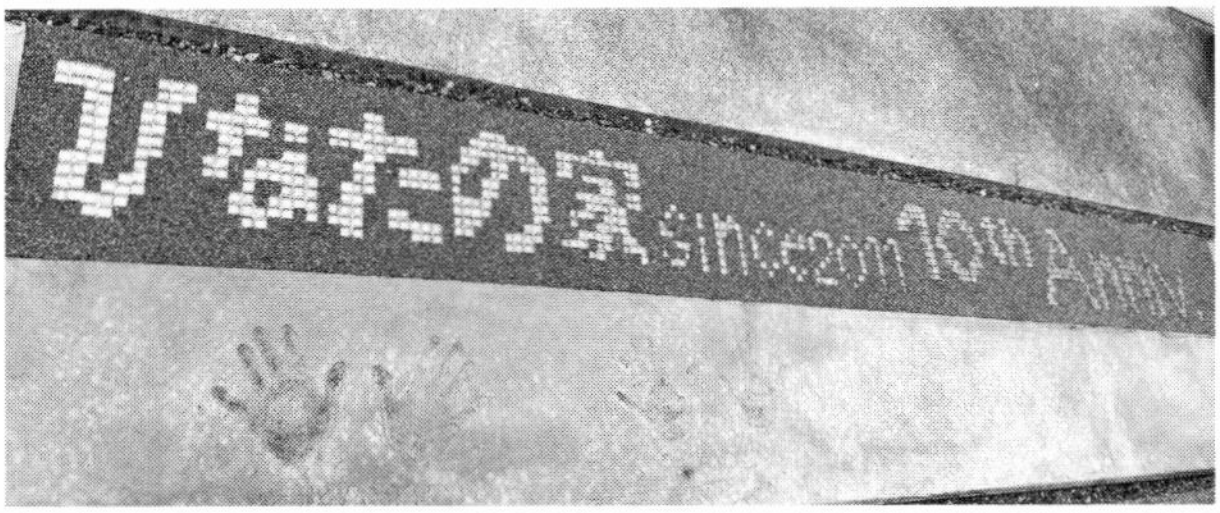

ひなたの家 10 周年記念のタイル。金居、中田、スタッフみんなの手形を押して、感謝をこめて庭の一隅に埋め込む

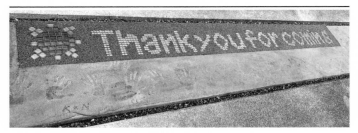

はじめに

ホームホスピスひなたの家は、二〇一一年六月に開設しました。あれから十二年、ひなたの家はゆっくりと成長してきました。多くの出会いがあり、別れがありました。本書はそのアルバム、足跡でもあります。

利用者の方々、ご家族、医師、薬剤師、ケアマネージャー、そしてスタッフ、ボランティアの皆さん、そのほか、さまざまなご協力をいただいた方々へ、本書をもって感謝の思いをお伝えしたいです。

ありがとうございました。そして、これからもどうかよろしくお願い申し上げます。

ひなたの家　代表　**金居　久美子**

もくじ

III　ひなたの家の暮らしと看取り

VI ひなたの家のこれからを思う　はじめた二人の終い方　新たな物語の始まりに

Ⅶ　あとがき　一一二人の物語と感謝

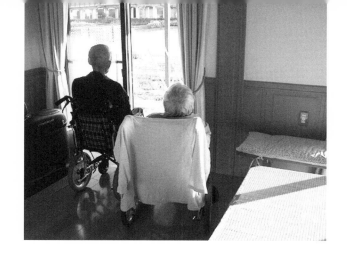

I
はじまり

●二人の想い、はじめた経緯

金居久美子の想い

二〇一一年三月十一日、東日本を襲った未曾有の震災は世界中を震撼させました。阪神淡路大震災を体験した私たちは、何もかも後まわしにしてボランティア支援に向かいました。その時点で私たちはホームホスピス「ひなたの家」開設を六月一日にひかえていました。

ホームホスピスという存在を知ってから一年、急ぎ足で家を建てる段階から準備してきました。しかし、最後にそんな展開になるとは思いもよりませんでした。被災地での体験は私たちの凝り固まった価値観を崩し、視野を拡げました。支援から帰って疲れた身体とは別に、事業をスタートする覚悟を新たにし、前に進む勢いは加速したように思います。

ホームホスピスは、長年、病院勤務してきた私たちにとって全く未知の分野でした。

私たちは看護学校卒業後から国立病院（現国立病院機構）に勤めており、私は病棟勤務を経て病院や学校の管理者として勤務。中田も看護師長や教員として若手を育成する立場でした。中田とは先輩後輩、同じ病棟で働いたことがきっかけで知り合い、休暇を利用して旅行やスキーを楽しむ遊び仲間でした。

病院では、重篤な患者さんが必死の治療にもかかわらず闘いの末に亡くなっていかれることも多く、そんな患者さんやご家族を虚しく見送るのは日常でした。そうした日々からいっとき離れて、私たちは病院を抜け出し自然の中でリフレッシュしていましたが、その間も患者さんは必死で闘病を続けておられます。

「治療の合間でも、治療がかなわなくなって点滴や酸素をしながらでも、せめて数日でもこうした海辺のホテルや草原のロッジで過ごすことができたら、どれほど気持ちが安らぐだろう。自分ならそうしたい。そんな重症の方やご家族を受け入れることができる施設をつくれないだろうか」。いつの間にか、そんな夢を語りあうようになっていました。

夢を夢で終わらせたくない。四十五歳で長年勤めた国立病院を退職し、まず、私は在宅医療の修行をするために、大阪の訪問看護ステーションに身を置きました。短い期間でしたが、病院と在宅の看護、考え方の違いを目の当たりにしました。そして、自宅で生活しておられる方やそのご家族が、病院や施設に行くのを嫌がられている現実も知りました。また、「あなたた

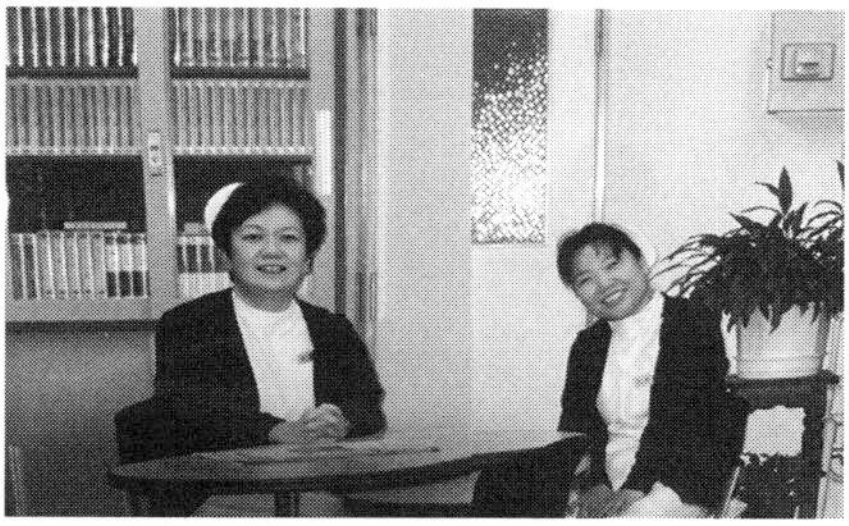

看護学校の教員時代、白衣の金居（左）と中田

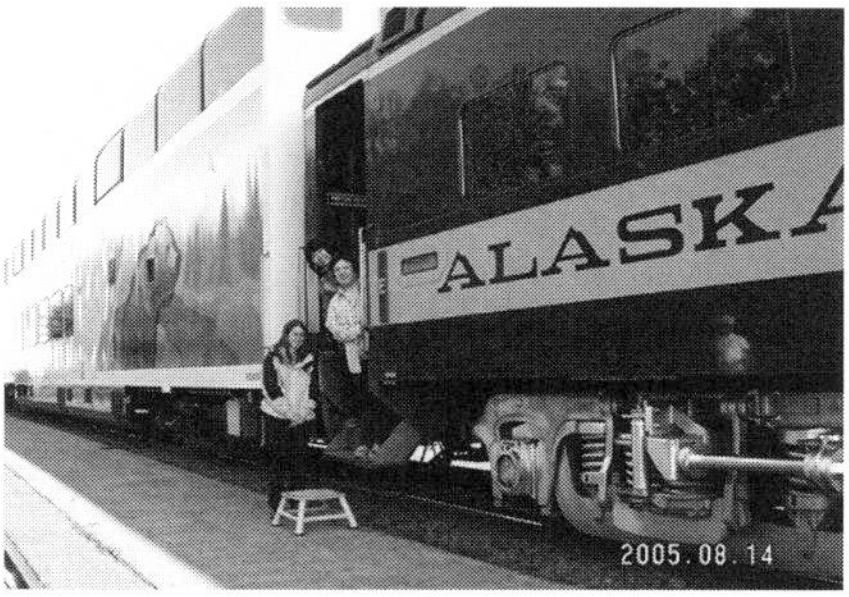

アラスカ鉄道の旅に出発

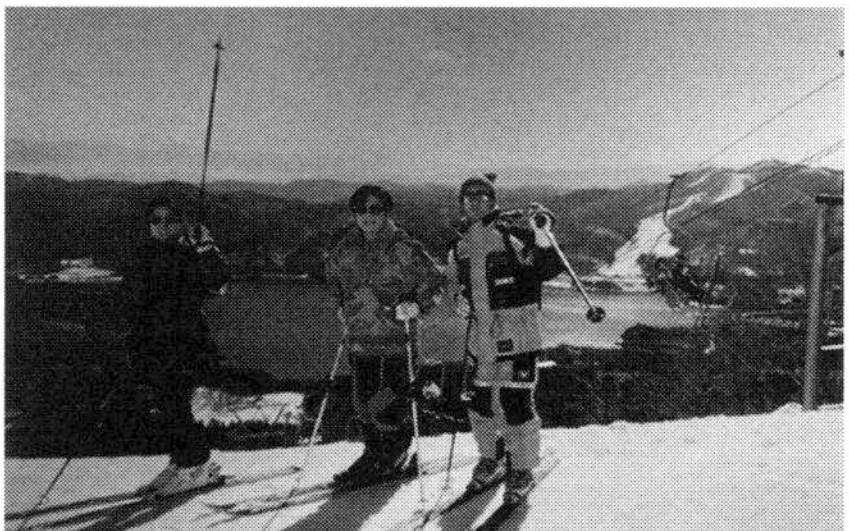

スキー三昧

ちのような訪問看護師さんが居る場所にならら行くのにね」とも言われ、施設や病院ではない第二の家のような場所の必要性を感じとりました。

手がかりを探して、いろいろな場所を訪ねたり、制度を学習したりしました。しかし、私たちが考える、いわゆるペンションのようなナーシングホームをつくるにふさわしい場所も、それに踏み切るための制度もなかなか見つかりませんでした。探しあぐねて、現実の厳しさに戸惑っていたときに出会ったのがホームホスピスでした。

ホームホスピスは自分の家のように自由に過ごせる居場所です。食べたい時に食べたい物を食べ、寝たい時に寝て、したいことをする。それを見守り支援するスタッフが居る。私はそこに病いや老いにある人が望むぬくもりや自分らしさがあると思いました。

最期に人が何を望むか。それは、そんな日常の小さな幸せなのかもしれない。ホームホスピスが最初にできた宮崎の「かあさんの家」を見学しに行って得心した私たちは、すぐにホームホスピスをつくるために走り出しました。

中田めぐみの想い

二〇〇〇年一月、私の母が突然腹部の激痛で倒れ、救急搬送。そこで「胆のうがんですでに進行しており、治療の方法がありません。桜の花が見られないかもしれません」と言われました。

内服の麻薬で疼痛コントロールが開始。お陰でしばらくは母が「がんじゃなかったかも」と言うくらい疼痛コントロールができ、自宅で今までと同じように生活が送れました。しかし、次第にがんが腫大し、通過障害で噴水様の嘔吐が出現。内服ができなくなり入院し、二十四時間点滴内麻薬注射が開始されました。

その当時まだ、経皮吸収型の疼痛治療剤は普及していませんでした。激痛に対する鎮静のために麻薬量がどんどん増えて、意識レベルが低下してきた状況で、家族で話し合って最期は自宅へ連れて帰ることにしました。

四月、満開の桜の花びらを散らす大雨の中での帰宅となりました。当時まだ、姫路では難しかったにもかかわらず、二十四時間点滴（麻薬でのコントロール）をすること、往診することを共立病院が引き受けてくださいました。朝六時三十分までに私が母の歯を磨き、タオルで顔を拭いてから出勤、昼間は父・叔母・兄嫁にバトンタッチ。また私が夜、片道一時間半かけて自宅に帰ってきて、翌朝、一時間半かけて仕事に出かける。これが二週間続きました。

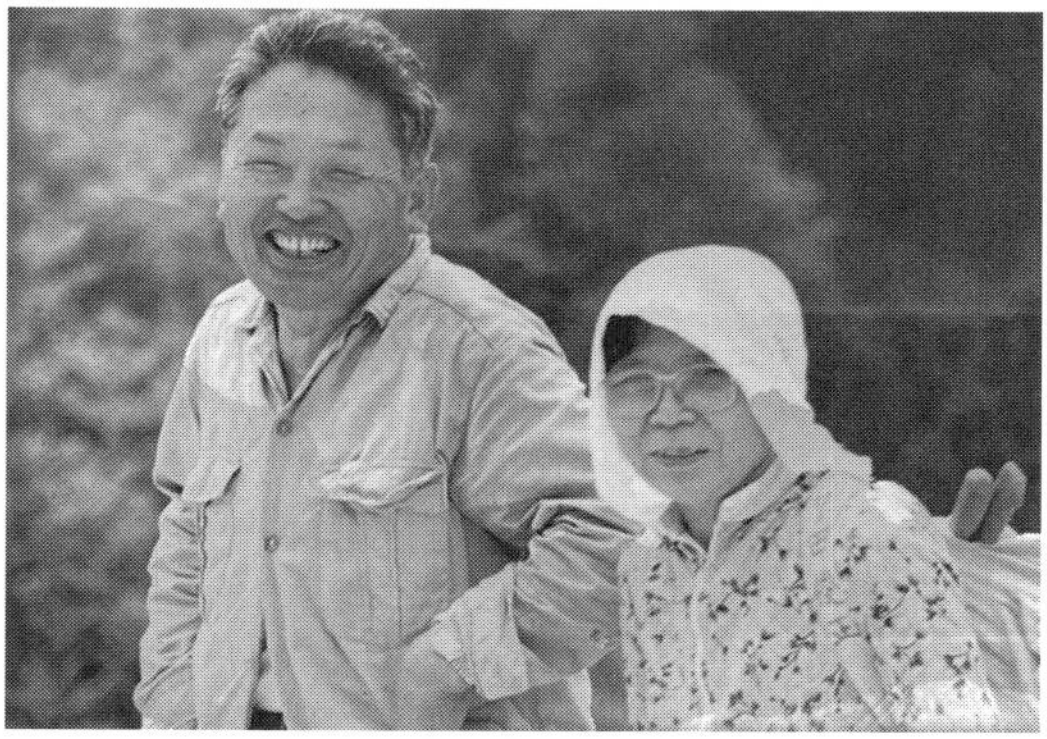

中田めぐみの父母の写真

その間、母は話しかけるとうなずく程度だったにもかかわらず、あるとき急に独りごとを言いはじめ、それが三日間ほど続きました。耳を傾けると、親戚、近所の人の名前を一人ひとり挙げてお礼を述べ、これからのことをお願いしているのでした。残される私たちのことを心配して、なかなか逝けなかったのかもしれません。

そのころ兄は、「母の魂が最期に行きたいところに、連れて行ってあげたかった」とさまざまなところに足を運んでいました。最期の日、「そうか」と思って行ったのが、母の実家丹波でした（母の実家は、現在の丹波市青垣町、私たちは母の実家の話をするときは「丹波」と言っていました）。その時から母の呼吸状態が変化し、私は「早く帰って来て」と丹波にいる兄に連絡。それまでの私は、「もう少し生きてほしい。そばにいたい。返事をしてほしい。触れていたい」という思いを募らせていました。しかし、この時に限って私は母に「お兄ちゃん、今、丹波やで。もうすぐ帰ってくるよ。もうええよ。楽になって」と言ってしまったのでした。それが私にとって、母との別れをやっと受け入れることができた瞬間でした。そして兄が帰宅。玄関をガラッと開ける音がして、兄が部屋にたどり着いたと同時に母はすーっと息を引き取ったのです。

場（今まで過ごしてきた家）があって、見守る人（二十四時間その人を大切に思う人）がいて、そこには専門職（たまたま私が看護師だったこと、往診医がいたこと）がいて、本人と大切に思う人がお互いに最期の時を過ごす。そして、本人がこの世の用事（生きてきた証を次に繋ぐこと）を果たして、残される人がそれを受け取ることができること。

この母との体験が、私にとって後にひなたの家をつくる原点になっています。この時は二〇〇〇年、介護保険制度のスタートの年でした。

●ホームホスピスとの出会いと魅力

「かあさんの家」のことを知ったのは、金居の後輩にあたる大澤さんが「こんなのあるよ。二人がしたいことの参考になるような」と二〇一〇年一月号「コミュニティケア」に載った「望む人はすべて家で最期を迎えられる！」という記事を紹介してくれたのです。それは、重篤な病があっても高齢であっても最期まで暮らすことができる「かあさんの家」の試みを紹介する記事でした。私は記事をみて「これだ！」と思いました。制度にないからこそ、一人ひとりに寄り添えるのかもしれない。そこで、中田とすぐに宮崎に向かいました。

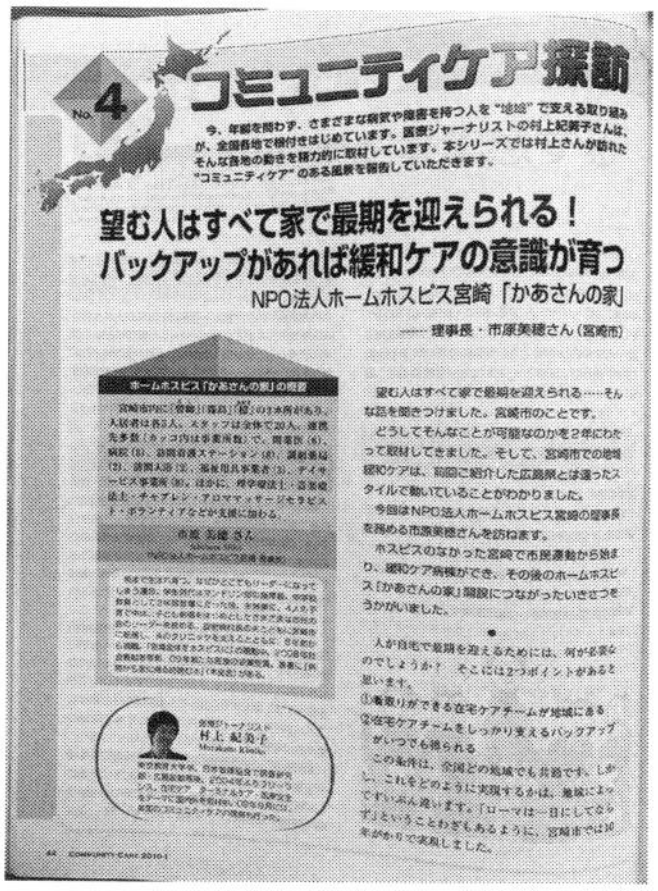

「コミュニティケア」に載った「かあさんの家」の紹介記事

迎えてくださった理事長の市原美穂さんの言葉を今でもはっきり覚えています。防火管理者の資格や食品衛生責任者の資格は必要なのかなど質問する私たちに、笑顔で「ただの家なんだから難しく考えずにやればいいのよ」と。「なるほど」と変に納得した私たち。その後は「ただの家なんだから」という言葉をコアにして、何事も考えていたように思います。あれから十二年経過して、社会情勢の変化にともないホームホスピスは商標登録もされ、「ただの家」だけでは済まされなくなっています。しかし、原点は「ただの

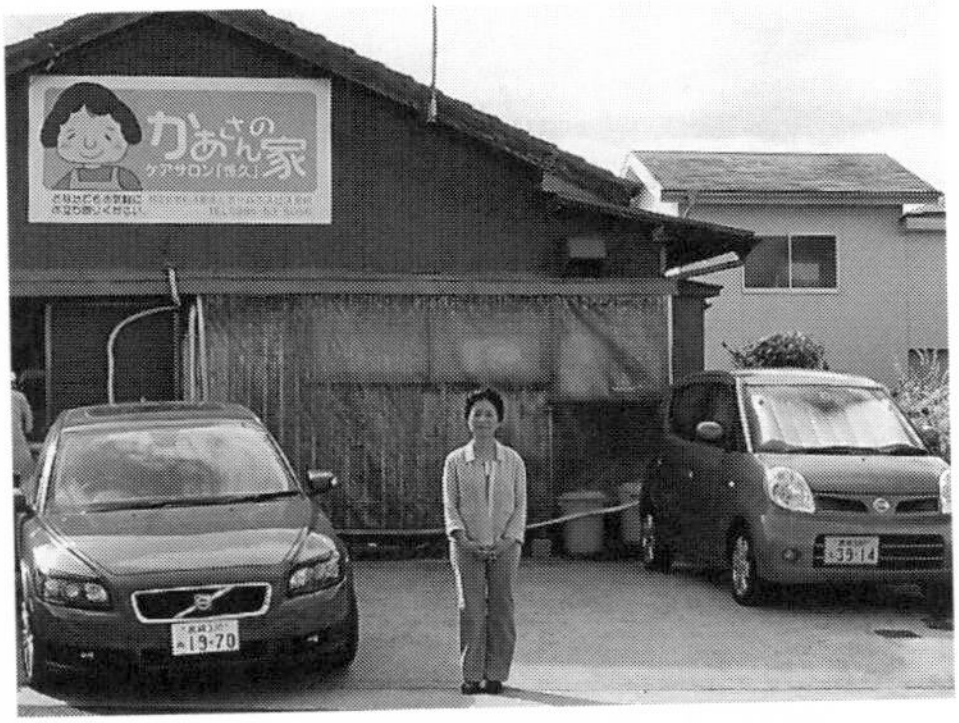

訪問した当時、改修前だった「かあさんの家　恒久」の前に立つ市原美穂さん

家」だと、そのコアは外せない、変わらないと思っています。

そして市原さんは、看護師である私たちに、「ヘルパーの資格をとりなさい」とも言われました。その言葉を聞いた私たちは目を丸くしていたと思います。その当時のことですが、宮崎では、看護師でも訪問介護をする場合、ヘルパー研修を受ける必要がありました。ただ、調べたところ兵庫県では看護師は研修を受けずにヘルパー一級の資格があるものとされ登録は可能でした。自治体によって違うという事実もはじめて知りました。

そういう意味で言われた言葉だったと思いますが、今ならもっと深い意味で納得がいきます。

看護師は介護の仕事は苦手、理解も不足している。勉強は必要だったと思います。介護のスタッフのほうが、拘縮《こうしゅく》のある方の衣服の着脱は上手です。看護スタッフは、おむつの当て方、体位変換、調理そして食事介助、何をとっても介護スタッフに敵わないでいる現実を知りました。当たり前のように、看護師は介護の仕事もできるなんて思っていたそのころの自分が恥ずかしいです。

●古民家探し　――新築のホームホスピス「ホームホスピスとは違うの？」

金居久美子の想い

とにかく、家を探そう。宮崎から帰ってすぐに、観光地、海辺、別荘地などで空き家を見つけては内覧に行きました。ペンションのようなナーシングホームのイメージは捨てきれず、ロケーション第一だったと思います。その結果、観光地などは市街化調整区域であることが多く、新築も改築も難しいなどの現実を知りました。田舎もいいけれど交通が不便で、年老いたご家族は会いに来られないだろう。私はホームホスピス開設後のいろんなイメージを描いていていました。

具体的には、風景がよい、交通の便が悪くない、周囲に人が住み、子どもからお年寄りまで人の往来がある、建物は五部屋作れる大きさ、日当たりがよく庭がある。そんな条件で、北海道から沖縄まで範囲を広げて探しました。しかし、適当な物件は見つかりません。当時四十七歳だった私は、なるべく体力があるうちにと五十歳になるまでの開設を目標にしていたので焦っていました。

そんな折、中田の実家で畑をしていた土地を買わないかという話が持ち上がったのです。そこは中田が育った町で、姫路中心街から二駅離れた御着《ごちゃく》という都会と田舎の中間のような市街地でした。戦国武将の黒田官兵衛が過ごした歴史のある小さな城下町でもあります。

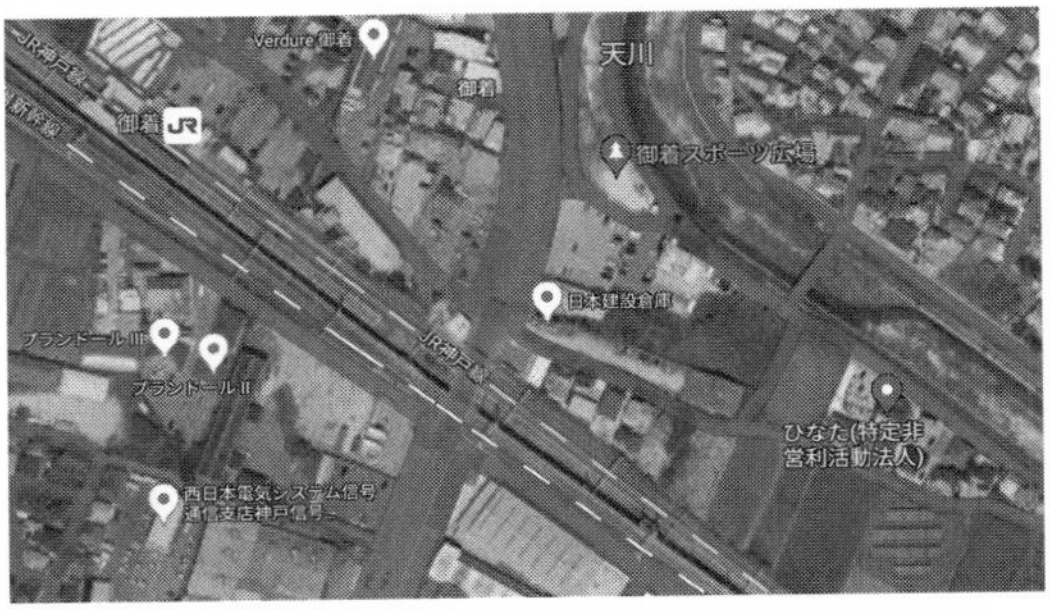

ひなたの家の立地

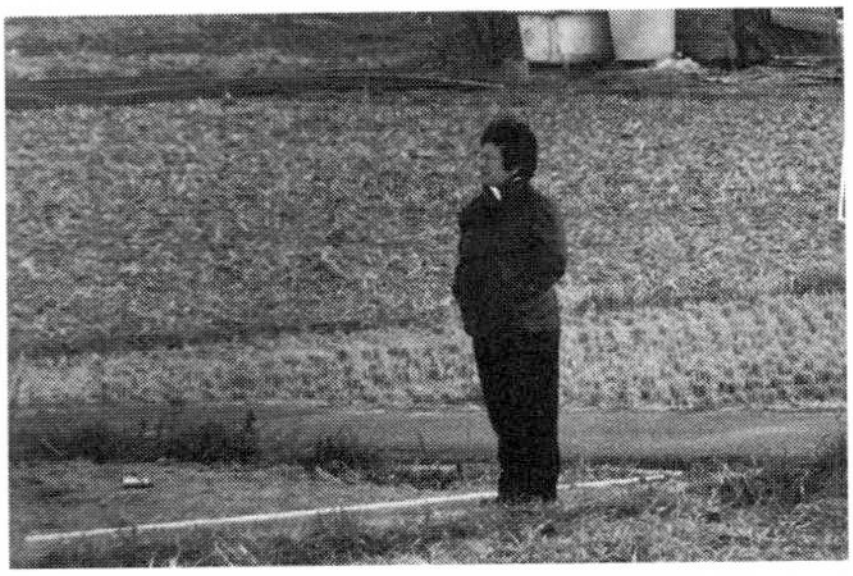
いいんじゃないか……。たたずむ金居

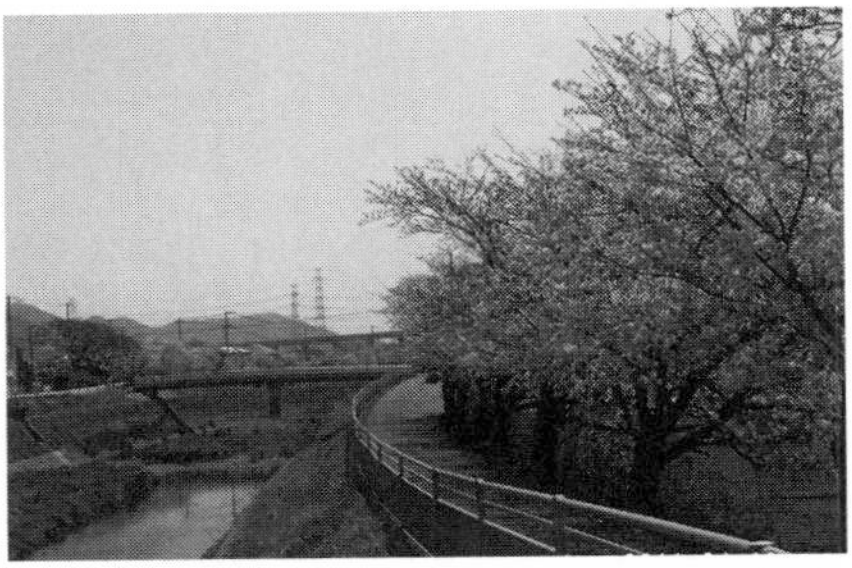
ひなたの家の前を流れる天川と桜並木

中田は、自分にとっては見慣れた町であるが故に、そこで開業したいとは思えないという考えでした。しかし、それまで土地付き一軒家の売り値をみてきた私たちにとって、六〇〇平米で格安の土地、そこに一軒家を建ててもむしろリーズナブルという点では一致していました。私はその畑へ出向いて、周りの風景を見ながらしばらくたたずんで考えました。北に天川《あまかわ》、その向こうは歴史的な街並み、南は田んぼの向こうにＪＲ在来線と新幹線が行き交う風景、子どもたちが学校に通い老若男女が散歩する河川沿いの道、桜並木、ＪＲ御着駅から徒歩五分……。風に吹かれながら「いいんじゃないか」と思いました。

この土地に自分たちの家を建てる。そして、そこをホームホスピスにするという構想が動き出しました。すでにマンションのローンを抱えていた私にとっては、マンションを売って残りの建築資金は借金で準備するという選択に迷いはありませんでした。むしろ、マンションより安いとも思ったものです。

家の間取りを自分たちで考えて、一番コストパフォーマンスが高いハウスメーカーを選びました。もちろん、畑を宅地にするわけですから、水道や隣地との関係などさまざまな問題はありました。二〇一〇年五月、「やる」と決めて土地を買ってから、造成、建築、竣工、二〇一一年三月初旬の入居まであっという間でした。優秀な営業マンや土木・建築業者、大工さんたちが、私たちの夢の実現に一役買ってくれたことに、今は感謝しかありません。

ところでその当時、私たちはホームホスピスが既存住宅でなければならないなんて思ってもいませんでした。施設ではない「ただの家」をキーワードに、ちょっと家族の多い一軒家を建てることを念頭において突き進んでいたのです。

新築であることを理由に、ひなたの家はホームホスピスとは言えないと思われるのでは、と感じたのは、事業を開始したその年に阿蘇で行われた第一回ホームホスピス研修会でした。既存住宅だからこその力、住んでいた人の歴史、地域での存在感、関係性を大切にしているのだと思い知ったからです。二〇一五年に作成された「ホームホスピスの基準」でも「既存住宅の活用」という文言は大切な

2015年に発表された「ホームホスピスの基準」の「住まい」

中分類	細　目	判断基準
A-01 居心地のいい空間が準備されている	日当たりや風通しがよく、ちょっとした庭があるとよい〈＊2〉	□庭やベランダなどゆとりの空間がある □団らんの場がある
A-02 本人にとって安心できる空間である	生活の音と匂いがあり、人の気配が感じられる空間	□室内に外気や陽光を適切に取り込める □使い慣れた家具や調度などを持ち込める
A-03 既存住宅を活用し、そのよさが活かされている〈＊3〉	生活の名残りのある家の活用	□居室に窓がある □必要なプライバシーが保てる □虫の音、鳥の声など自然の気配や四季が感じられる

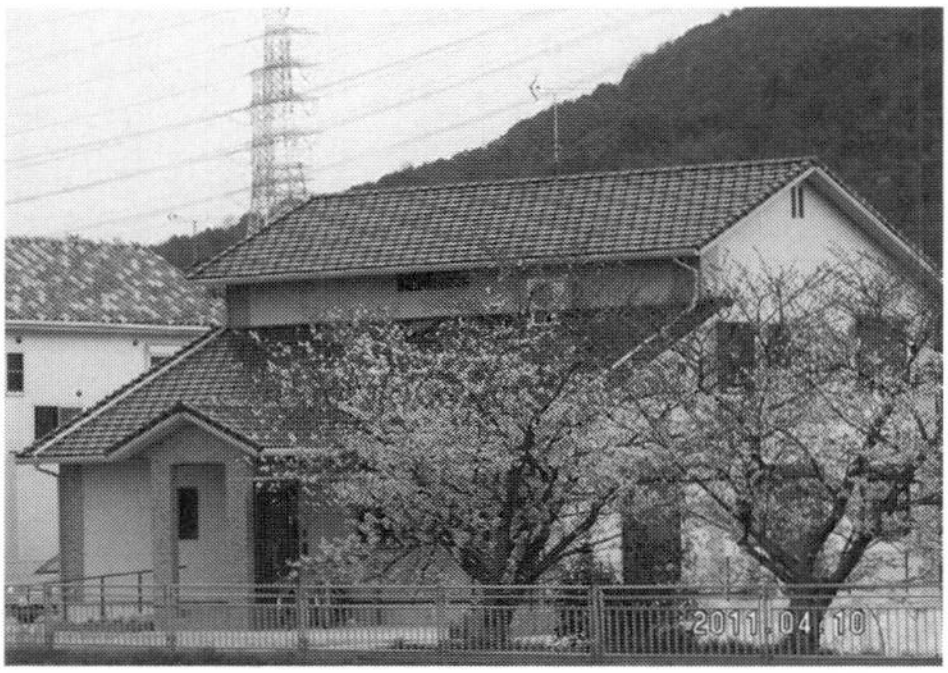

満開の桜を前にひなたの家

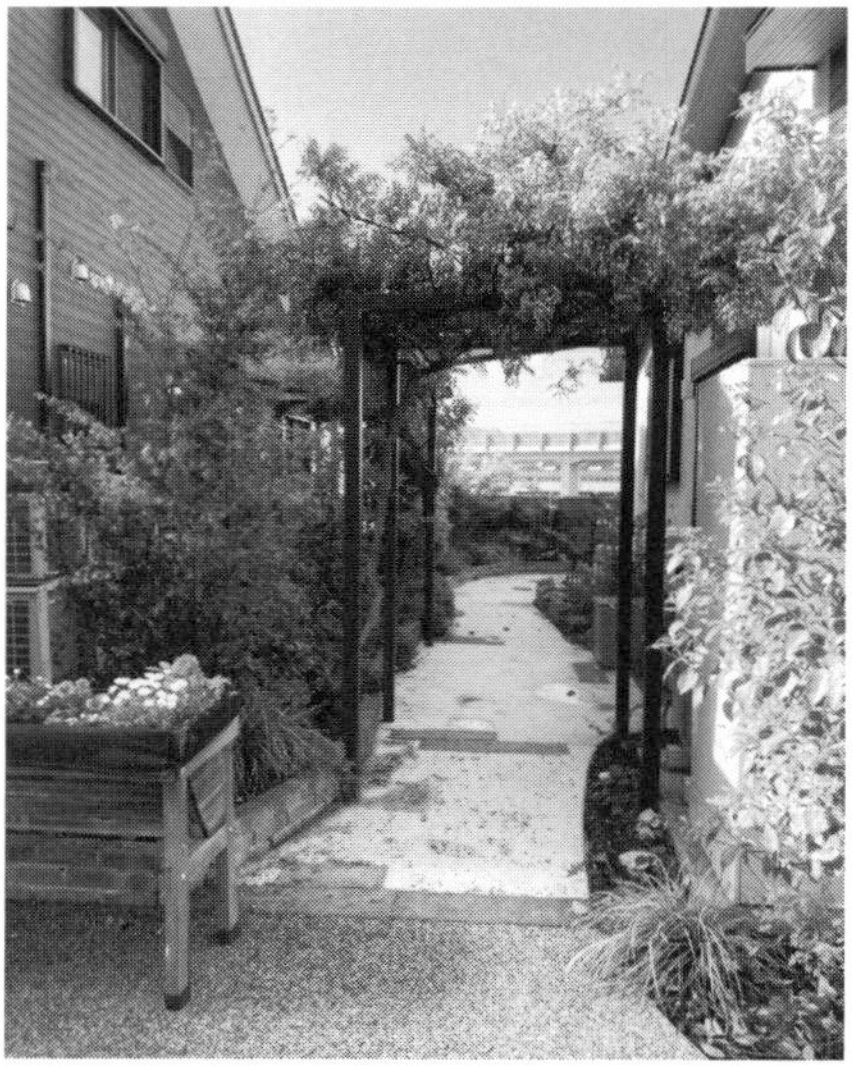
現在のひなたの家の庭

キーワードになっています。

あれから十二年経過し、ホームホスピスの基準も改訂され「既存住宅の活用」という文言は「住まいとしてのよさが残る家の活用」となりました。それでも新築であることの負い目は常にあります。誰かにそれを言われたわけではないのですが、自分自身が既存住宅、とくに古民家の圧倒的な良さを羨ましく感じているからだと思います。

ただ、このひなたの家は、私の家でもあります。二階に住み始めて十二年。自分にとってもホームホスピスの住人さんにとっても、住みやすいように気になるところをちょこちょこ改修し、庭も造って、とても気に入っています。

中田めぐみの想い

私たちは、宮崎から戻ってすぐに行動しました。最初の条件となる土地や家に関しては、以前からペンションを建てようと思ってロケーションのいい場所を探していたが見つからなかったというそれまでの経緯がありました。そのとき私はふと、一年以上も前のことでしたが、実家が代々小作をしていた畑の土地を地主さんが「要らないか」と言っていたことを思い出したのです。その時は、「土地を買うお金は？　御着（私の実家、姫路市御国野町御着）に戻るの？」と考えることすらしていませんでした。

しかし、土地の価格は、実家が昔から小作をしていたので手が届く金額でした。

「土地を買って、家を建てる？　その二階に住む。そして、一階をホームホスピスにする。それもあり」と金居が言い出したのです。

私にとっては、十八歳まで過ごした住み慣れすぎた場所、線路が近くにあって電車が通過するときうるさくて声も聞こえなくなる……、そんな認識しかなく、実際にホームホスピスをつくって住むまでこの場所のよさがわからなかったのです。私の頭の中には、旅行先でみてきたような景色のいい場所への憧れが強く残っていました。ですからここにホームホスピスをつくるというのは私にとって、とてつもない

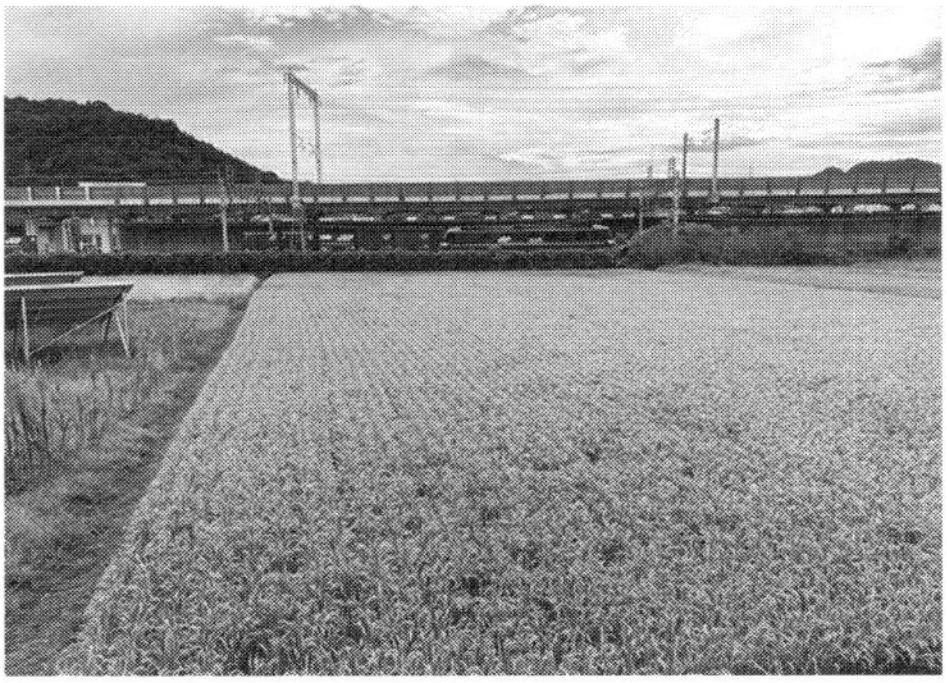

ひなたの家のテラスの向こう、在来線と新幹線が行き交う（下を走っているのが在来線）

妥協でした。

　二〇一〇年五月、地主さんから土地を購入。十二月八日、地鎮祭。翌年の三月三日には家の鍵の受け渡し完了というスピードで計画は進んでいきました。資金は、土地購入には私の財形貯蓄の解約金を当て、土地の造成と建物で三五〇〇万円の借金。冷蔵庫、洗濯機や食器、パソコンなどは二人が使っていたものをそのまま使用。当面の運転資金（人件費等）は二人がそれぞれ五〇〇万円ずつ出資しました。

　出来上がった家の南東西側の三面は、田んぼ（田植えの時期になるとうるさいほど蛙の鳴き声がする）、その先にＪＲ在来線と新幹線が走るのが見える、さらにその先は山。北側は玄関を出るとすぐ前に天川が流れているという環境。交通の便は、新幹線・在来線姫路駅から二つ目の駅・御着駅から徒歩五分という利便性。ひなたの家に住まれた方からは「電車が走っているのが見えるから、孫が喜んで来てくれる。蛙の声や虫の声がしていて、シーンとしていないのでかえって落ち着く」と思いがけない言葉をいただき、ご家族からも「駅から近いので電車でも来られる、東京や広島からも来やすい」と意外に好評でした。

　しかし、当時のホームホスピスの理念は「民家であること。その家には今まで暮らしてきた人の歴史があり、近所との付き合いがあることが大切。そこに入居する方は自宅としての暮らしが営まれていく」とされていました。しかし、ひなたの家は新築です。これから、「施設でもない、第二の自宅としてどうして作り

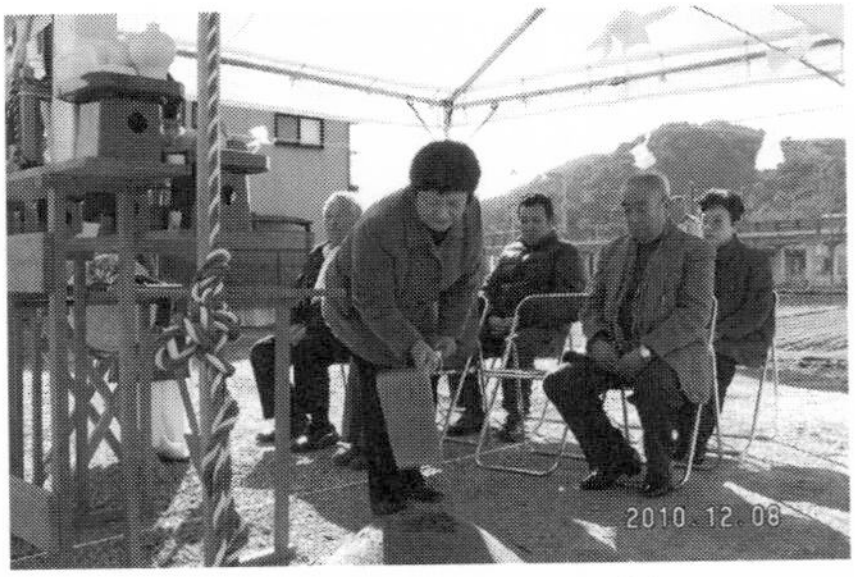

2010 年 12 月 8 日、地鎮祭

上げるか」、「家」ができた後からそんな悩みが出てきました。

さらに、ホームホスピスが大事にしている理念「地域を耕す」というような意識もなく、時間もありませんでした。しかし、ここ御着という地域は、私の実家である中田家が先祖代々（兄で六代目）暮らしてきたところで、私が育ったところ。当時、父も健在で、兄も開設からひなたで働き、近くには叔父叔母がいました。

開設当初、私と兄が近所にあいさつに行ったとき「みなん所のぶったんや（昔からの中田家の屋号）の中田さんか、ひでとっさん（近所での父のあだ名）のとこか、めんちゃんか（私の小さいときからの愛称）」と言って、ひなたの家の活動について話を聞いてくださいました。

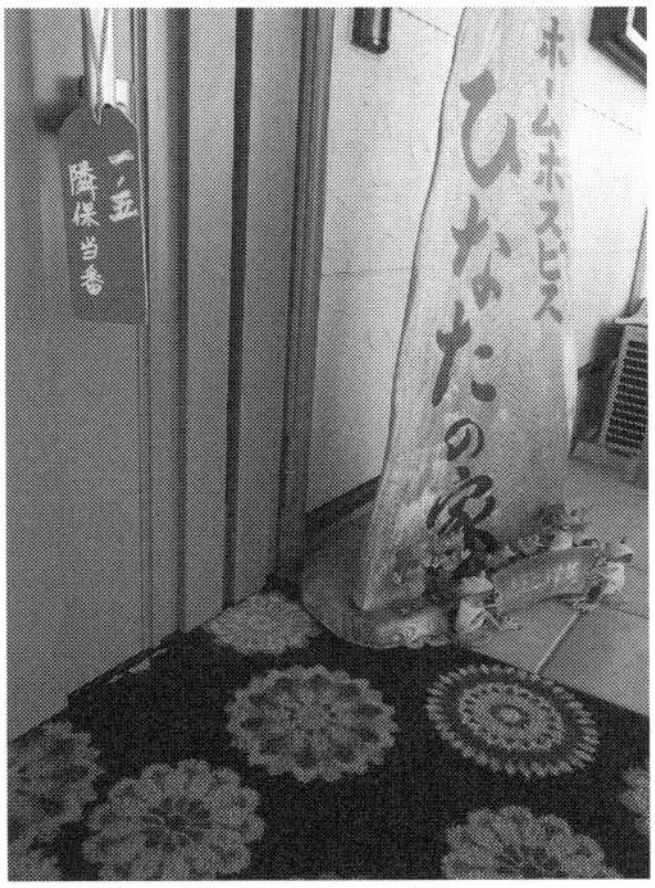

隣保班の当番札が下がる玄関

他所のホームホスピスでは、その家で人が亡くなることへの抵抗があって建てることに反対があると聞いていましたが、御着では、亡くなられた方がいれば、「4―2隣保、〇〇さん、六十九歳。昨日亡くなられました。ここに謹んでお悔やみ申し上げます。お通夜は〇月〇日、告別式は〇月〇日に行われます」と朝の七時に町内放送が流れます。二〇〇〇年四月に亡くなった母も自宅で葬儀を行い、隣《りん》保《ぽ》班《はん》の方が炊き出しや受付をしてくださって、近所の方や参列者に見送られて出棺しました。その当時も葬儀場を使う葬式が増えてきてはいましたが、まだまだ亡くなった人を自宅から見送る習慣は残っていたせいか、表立った反対は聞こえてきませんでした。もともとそのような土地柄だったのが幸いしたのかもしれません。

二〇一一年五月一日の出来事。

ひなたの家は二〇一一年六月一日が開所予定。しかし、叔母がなぜか勘違いをして知らせたようで、この日にひなたの家に総勢七十名余りの近所の方が集まりました。リビングや全部屋にぎっしり、叔父がポン菓子、いとこが餅つきをして、皆さんに振る舞うというプレ開所会が行われました。私と金居はなんでこの日？　どういう段取り（?!）のまま二人はてんやわんや。私たちが知らない間に、意図せずしてひなたの家の存在を知っていただく結果になりました。

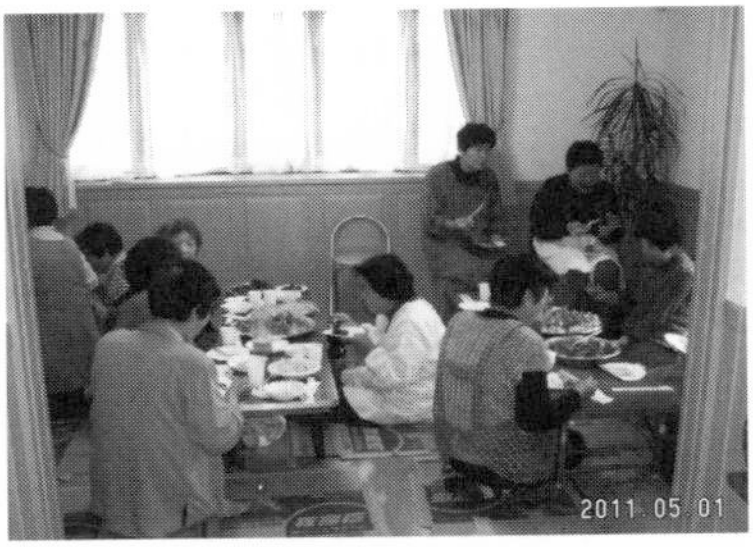

5月1日のプレ開所式

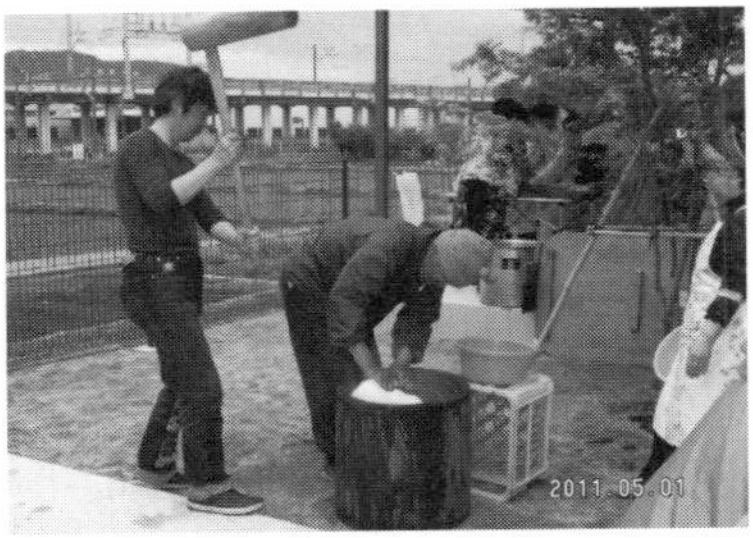

5月1日のプレ開所式で祝いの餅つき

●軌道に乗るまで

金居久美子

法人・事業所設立

法人設立にあたっては、友人や知人、家族、元上司や同僚に設立の趣旨、初期費用と運転資金などを説明して意見をうかがい賛同を得ていきました。そのためにも、姫路市の在宅医療の現状調査や関係機関との調整、法人や事業所設立のノウハウ、診療・介護報酬のためのシステムなどの学習をしました。

緻密に計算をして論理的に経営が成り立つと説明しなければ、賛同も得られません。説明を聞いたほとんどの方からは、賛同と協力のエールをいただきました。一方で、私たち自身、うまくいくと確信していたわけではなかったので、今の仕事を辞めて一緒に働いてほしいと誘うまではできませんでした。賛同の得られた方の中からNPO法人設立に必要な最低人数の十人として、役員や社員をお願いするだけで精一杯でした。

また、やるべきことの中で自分たちがしなければならないことと専門職に依頼することを区別し、連携をとる行政書士や司法書士、税理士選びもしました。

誰でもよいというわけにはいきません。法律に則るだけではすまない部分があるからです。事業について説明をしても、どう理解されるかは人によってかなり違いました。特に利益を優先される方がほとんどで、利益を求めていないと説明するとやる気をなくされたものです。それでも賛同してくださる方にお願いすることにしました。

連　携――地域を耕す

金居久美子

事業を開始するにあたって、絶対に連携が必要な職種は在宅医です。また、ひなたの場合、居宅介護支援事業所を併設しなかったので、ケアマネージャーさんとの関係も重要でした。

私たちは、近隣病院の地域連携室、在宅医、居宅介護支援事業所などにホームホスピスについて説明して回りました。また、地域の自治会長、近所の住人などにも挨拶に回りました。

在宅医は全く無関心の方が多かったです。唯一だったと思います。「是非、やってください。協力します」と言ってくださった在宅医が、今もひなたの住人の担当をしてくださっている藤本壮之《ふじもとまさゆき》医師です。一番興味を示されたのは病院の地域連携室でした。それは、医療依存度などの理由で行き場のない方の受け入れ先としての期待であると感じました。

一方でつい最近まで、ホームホスピスを一年ほどでスピード開設したので事前に私たちは地域を耕していないと思っていました。しかし今回、本書を執筆するにあたって「なぜ、ここまでやってこられたのか」と振り返ってみて、次のように整理ができました。

まず、第一に開設場所は、中田が生まれ育ち、親御さんや親せきの方たちが今も住んでいる地域だったこと。つまり、「どこの誰だかわからない人がなんだかわからないことを始めた」ではなく、「中田さんところのめぐみちゃんがやるそうだ」という認識で始まったことは大きかったと思います。意図してなかったとはいえ、中田さんご一家が地域で育んできた関係性が地盤にあったといえます。また、中田は実家でお母様を看取っています。自宅で看取りのできる地域、自宅から葬式を出す土地柄も、抵抗なくはじめられた理由だったと思います。

第二に、私も中田も在宅の世界に入る直前まで、国立病院機構姫路医療センター附属看護学校で勤務しています。看護学校では卒業していく学生との関係は続きますし、在宅看護論の実習先で姫路市の訪問看護ステーションや介護施設へ出入りさせていただいて、在宅医療・介護関係者と知り合いになっていました。

ここでも、「誰？」という始まり方ではなかったのです。特に、開設間もないころ、既存の訪問看護ステーションの管理者さんたちに、たくさん助けていただいた記憶がよみがえります。

この二つの条件を思い起こすと、意図的でなかったとしても、ある意味、耕していた地域を選んでいたのだなという結論に至りました。

事業開始から軌道に乗るまで

金居久美子

二〇一一年四月、法人設立。六月にホームホスピスひなたの家、訪問介護事業所、訪問看護事業所を開設しました。六月三日、一人目の入居者受け入れ、十二月には満室になり、その六カ月の間に四人の方を看取りました。その後の六年間の入居状況は図1の通りです。平成二十九年（二〇一七）六月に二軒目を開設しています。その後の入居状況も図2の通りです。二〇二二年十二月末現在で、入居者は一一三名、看取った方は九十五名と

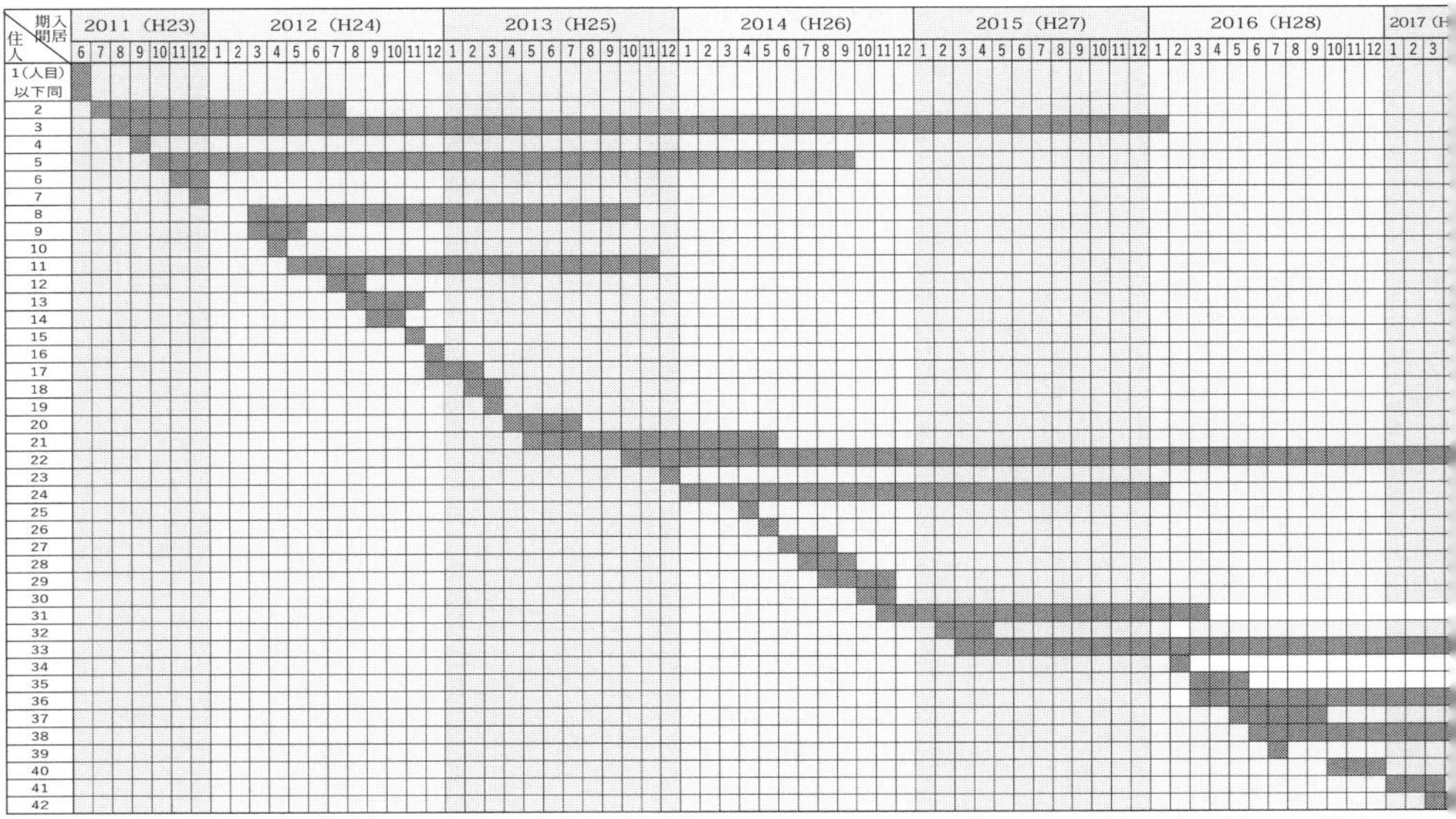

図1．ホームホスピスひなたの家　6年間の入居状況

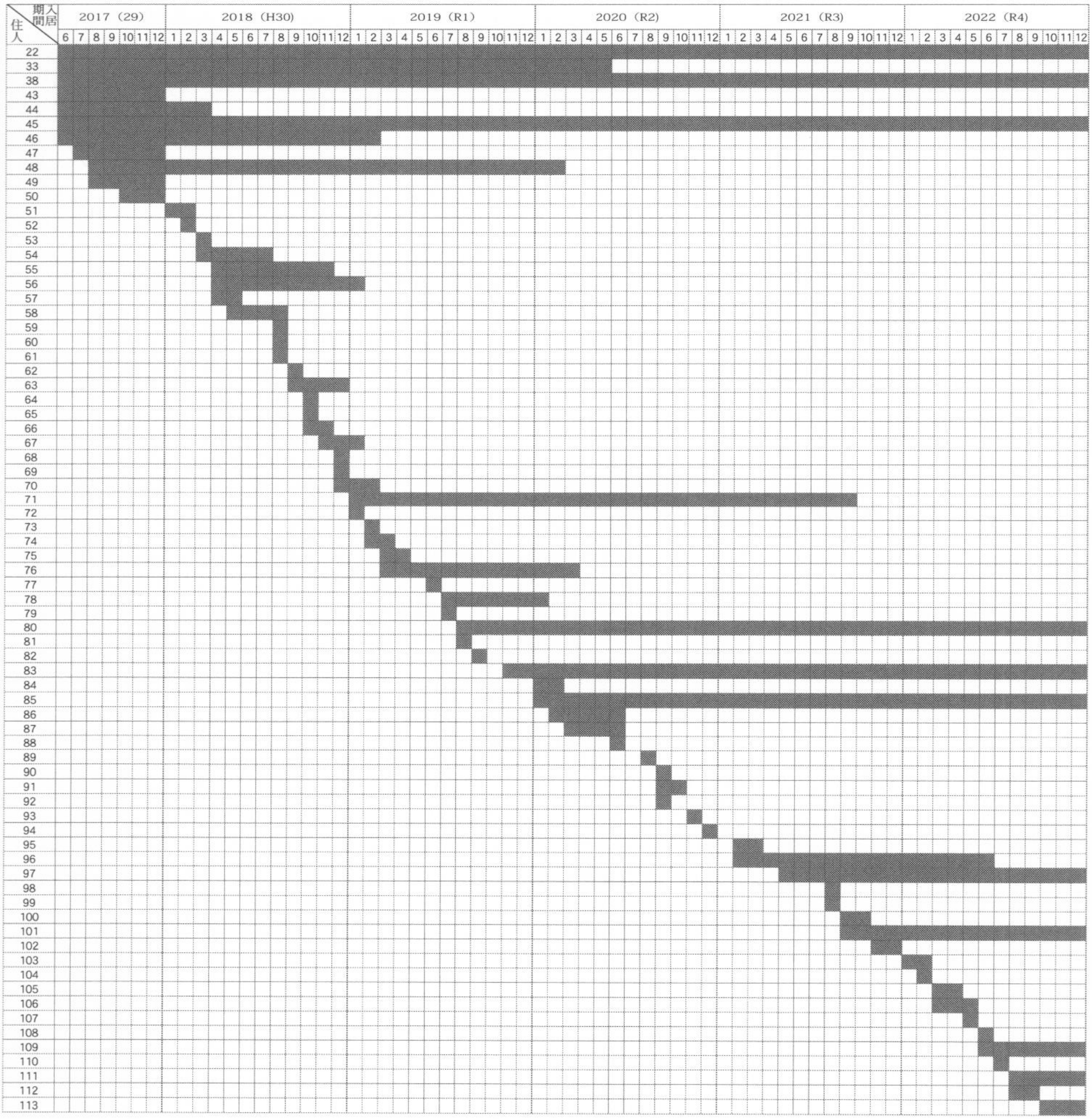

図２．ホームホスピスひなたの家、母家　6～12 年目の入居状況

なりました。

経営的な側面からだけで言うと、収支が黒字になったのは二年目以降です。入居希望者のニーズに応えようと、なんとかもう一軒をと考え始めたのは四年目の二〇一五年でしたので、経営的に軌道に乗ったと言えるのは三年目なのかもしれません。ただし、大きな利益が出てそのお金でもう一軒ではなく、「また借金をして、もう一軒」です。ある意味、借金をしてもやっていけるように思えたのだから、軌道に乗ったと言えると思います。

図1、2のとおり、入居日数は極端に短い方と長い方の二極化しています。この傾向は二〇一七年に二軒になった現在まで続いており、入居日数としては最短一日、最長は九年で更新中となっています。

ひなたの家、開所

中田めぐみ

二〇一一年六月一日、ホームホスピスひなたの家開所。訪問看護ステーションひなた、ヘルパーステーションひなたを同時に始めました。

ひなたの家、第一号の住人は、ホームホスピスの内覧会の開催中に入居されました。三月三十一日まで私が勤めていた病院の地域連携室からの紹介でした。がん末期の男性。家族は、奥様と八人の子どもさんとそれぞれのお嫁さん、お婿さん、さらにその子どもたちで総勢約三十人。病室に面会に行くと四人部屋の廊下側のベッドに寝ておられました。

自宅は団地で、大勢の家族が集まれない。ゆっくり面会ができるところで、最期の時を家族と一緒に過ごしたいというご希望でした。家族が集まって過ごす大切な時間。子どもたちがリビングを走りまわっても、ひなたの家にはまだ誰も入居してなかったので、全然大丈夫。その時に私が思ったのは、ひなたの家がこの家族にとっては「間に合った」ということでした。

それから、六カ月後の十二月に満室となりました。

収支状況は、法人（訪問看護事業・訪問介護事業・ホームホスピス）全体として、一年目・二〇一一年度のマイナス二六一万円からスタートして次の年からプラスに転じました。

スタッフは金居と私も含めて、訪問看護師常勤三人、非常勤一人。訪問介護員常勤一名、非常勤三名からのスタートでした。

訪問看護ステーションの活動

金居久美子

当初、経営的な安定のためには、ホームホスピス外への訪問看護は必須と考えていました。しかし、病院やクリニックとつながっている訪問看護ステーションが多い中で、単独で新設のステーションへの依頼は全くありません。

そんな中、糖尿病でインシュリン注射を毎日している方の土日の訪問看護を頼めないかと連絡がありました。平日は、他の訪問看護ステーションが訪問看護してくれるが、土日は休みというのです。三六五日稼働しているひなただからこその依頼で、もちろん引き受けることにしました。

その訪問先があとにご紹介する仁豊野《にぶの》ヴィラです。介護の必要になった神父様やシスターの生活するカトリックの施設です。そこの施設長である濱口一則さんとの出会いは、それからの訪問看護ステーションひなたの運命を大きく左右していきます。

また、小児の訪問看護を一緒にやりましょうと声をかけてくださったのは姫路赤十字訪問看護ステーションの当時の管理者さんでした。それでも件数は伸び悩んでいるうちに、次々と入居依頼もあってひなたの家は満室になりました。

医療依存度の高い方ばかりでしたので、その方たち一人ひとりを大切にするためには外部の訪問を抑える必要があるという考えに変化していくのに、さほど時間はかかりませんでした。

スタッフについて

金居久美子

二〇一一年四月にNPO法人設立後、六月の事業開始にあたってスタッフ確保を早急に進めました。看護スタッフは、私たち二人を含めてあと〇・五人必要だったので、知り合いの伝手《つて》で確保しました。しかし、介護スタッフの伝手はなかったので、ハローワークと求人広告で募集するしかありません。その結果、数人の応募があり、面接してなんとか二・五人の最低人数を確保できました。ホームホスピスという新規事業に興味を持ってくださった方が集まったようでした。事業はなんとか開始できましたが、経営的に黒字になっても、スタッフ確保の苦労は絶えませんでした。

この十二年で、面接しても採用に至らなかった方は八十五人、採用しても退職した方は五十二名にのぼっています。退職した方の在職年数を調べたところ図3のようになりました。一年未満で退職している方は

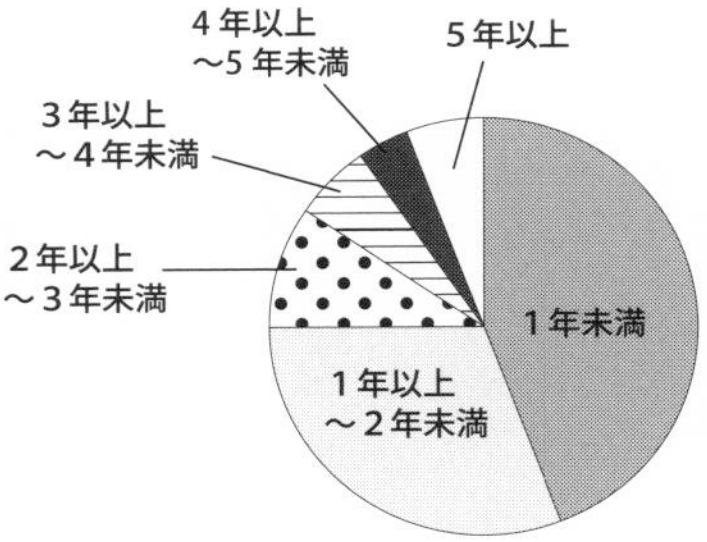

図3．退職者在職年数（2023年1月現在）

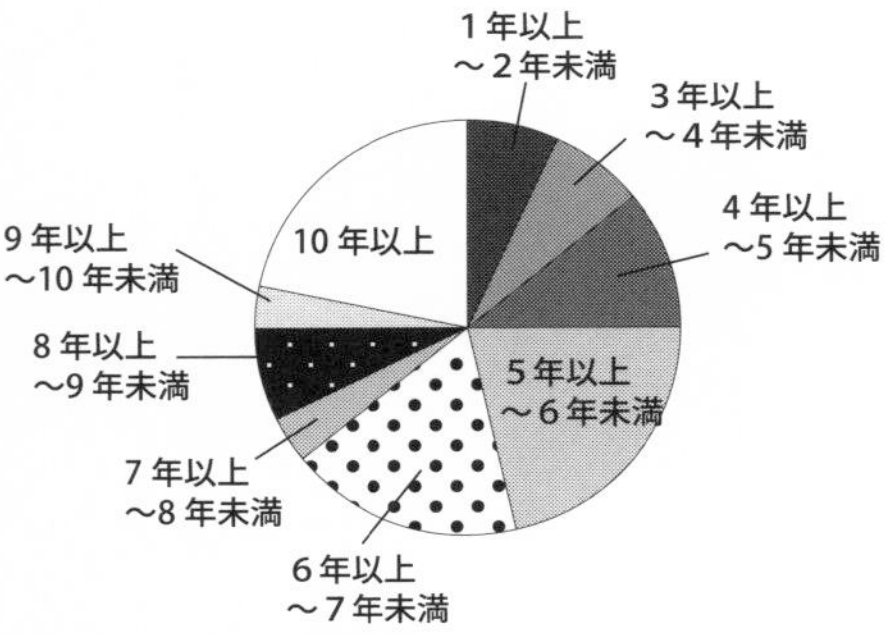

図4．在職者勤続年数（2023年1月現在）

二十三人、二年未満は十六人で全体の七五％です。一～三日で辞めた方もいました。

在宅介護業界の現実を思い知り、その都度対策を講じて次のスタッフを迎える繰り返しでした。どんな反省があり、どんな対策を講じてきたかは、Ｖ章の「運営のリアル」に記載したいと思います。

現在のスタッフは二十八人、在職期間は図４の通りで十年以上は六人、五～十年は十五人と全体の七五％となっています。この勤続十年以上のスタッフを根幹として、五～六年前に採用したスタッフが定着し、事業全体としての安定期に入ったのだなと改めて思います。

●ホームホスピスひなたの家の実績と特徴

金居久美子

事業開始からの経緯はⅠ章のとおりです。実績をまとめると、入居された一一三人の主な疾患としては、悪性腫瘍三八・一％、難病一四・二％、脳血管障害一九・五％、老衰、心不全、肺炎などが二八・三％となっています

表１. 医療的ケア種類別人数（重複あり）

経鼻経管栄養	15
胃ろう	15
点　滴	18
CV ポート	9
尿道カテーテル	18
導　尿	2
口腔、経鼻吸引	22
気管切開、気管内吸引	8
在宅酸素	25
人工呼吸器	4
褥瘡処置	6
創傷ガーゼ交換	6
疼痛緩和に医療用麻薬使用	24
血糖測定	1
インシュリン注射	1

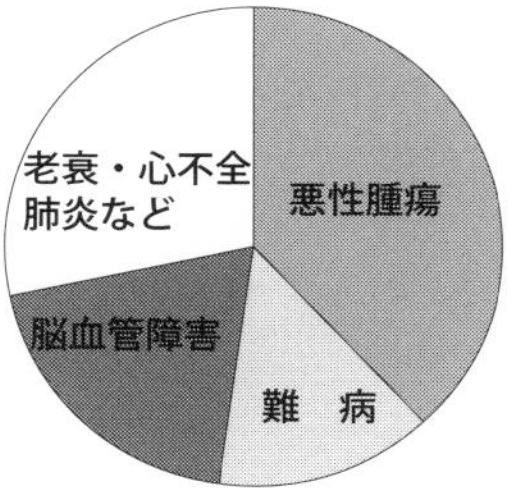

図５. 住人の主な疾患

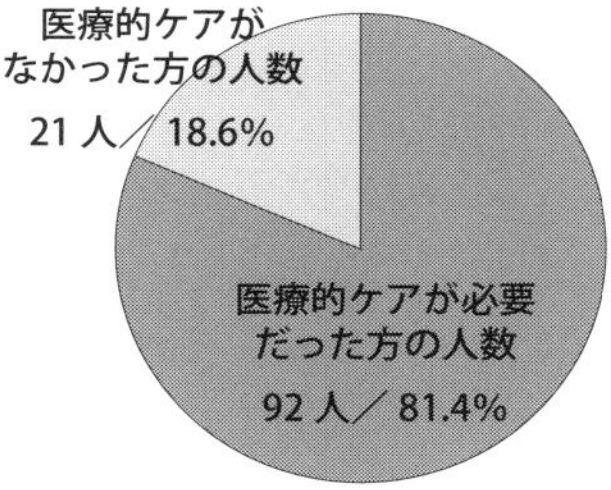

図６. 医療的ケアが必要な方の割合

（図５）。また、何らかの医療的なケアが必要であった人は九十二名、全くなかった人は二十一名となっています（図６）。医療的ケアの内容として、経管栄養、吸引、点滴、創傷処置、人工呼吸器装着などがあげられ、それぞれの人数は表１のとおりです。

　二〇一五年三月末に初めてＡＬＳで人工呼吸器を装着したばかりの人を受け入れてから現在まで、常に一人は人工呼吸器を装着されている人が入居しています。ホームホスピスひなたの家の一番の特徴は、そんな医療依存度の高い人でも入居を望まれたなら断らない点だと思います。

　医療依存度の高い人は、本人や家族が選んで病院で過ごしていると思われがちです。しかし、実際は望んでいないのにその状況になっているというケースもあり、ご本人も家族も穏やかな最期の時間を求め、行き場を探しているという現実はあります。どんな方がホームホスピスひなたの家に辿りつかれたのかについてはⅢ章に詳しく記載します。

また、医療依存度の高い人を断らずに受け入れられた条件として、看護師である金居と中田が同じ屋根の下に住んでいるという特徴は大きいです。そして、それを決断する私たちを受け入れてくれるスタッフ、支えてくださる訪問診療医を中心とした在宅医療チームの存在も欠かせません。

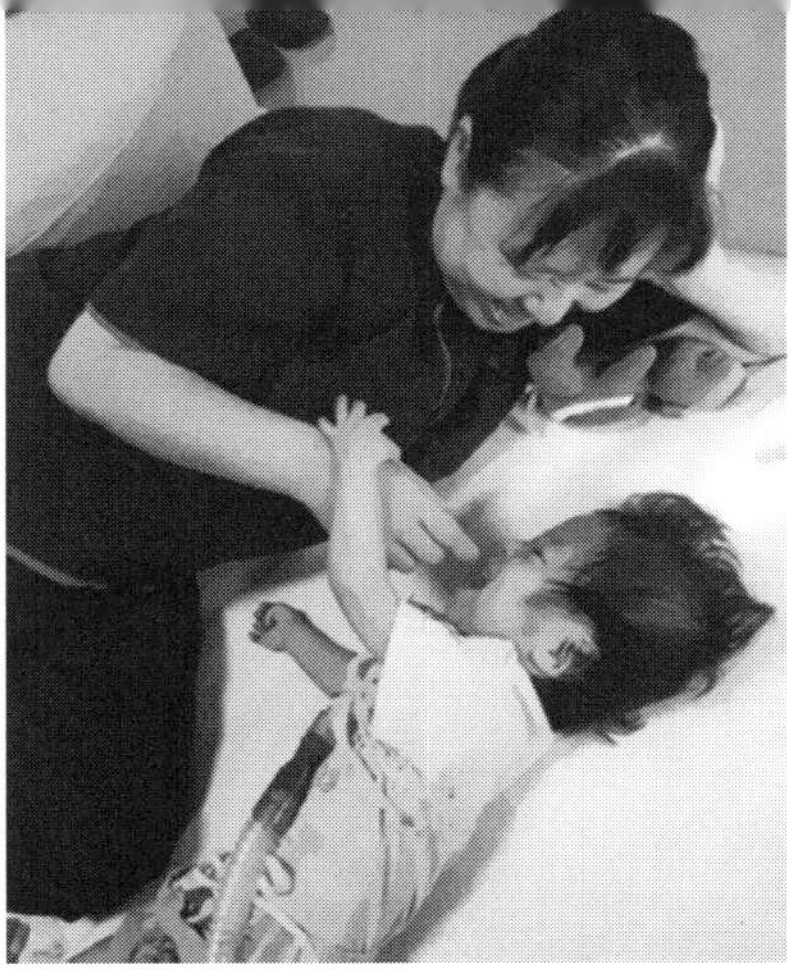

Ⅱ
NPO法人ひなたの活動
ホームホスピス以外の活動

●仁豊野ヴィラでの出会い

姫路市の中心街から北西に姫路聖マリア病院というカトリック系の総合病院があり、その広大な敷地の一角に、介護の必要となった神父様やシスターの暮らすカトリック仁豊野《にぶの》ヴィラ（以後仁豊野ヴィラと略）という施設があります。森の中のようなヒマラヤ杉の大木に囲まれた静かな平屋建ての建物です。

二〇一二年三月にケアマネージャーさんから「そこに住んでおられる神父様の土日の訪問看護を頼めないか」と相談がありました。今利用している訪問看護ステーションは土日が休みだからという理由でした。

その依頼を快く受けた私に、施設長である濱口さんから「土日だけというのは申し訳ない。他の曜日も来てもらえないか」と提案してくださったのです。それをきっかけに仁豊野ヴィラにお住まいの神父様やシスターの訪問看護を次々と引き受けることになっていきます。

その時、濱口さんは施設長になったばかりで、姫路では初めて開設したホームホスピスに大変関心を持ってくださいました。そして、仁豊野ヴィラで看取りができていない現状を課題としておられました。

当時、仁豊野ヴィラで状態が悪くなった神父様は、救急車を呼んですぐ隣の姫路聖マリア病院に運び、死亡診断をしてもらわないといけなかったり、入院となっても、認知症のために拘束されて過ごすしかなく、その末に亡くなったりしておられました。

住み慣れたこの場所で最期まで過ごして、看取れるようにしたい。そのために協力してもらえないかと頼まれ、もちろん、「ぜひ、協力させてください」と即答しました。住み慣れた場所での看取り、在宅看取りを可能にするというある意味共通の目的となりました。訪問診療を導入し、緊急時に二十四時間対応もできるようにしました。

最初の看取りは翌年の九月でした。それから、現在まで二十六名の方のお看取りに協力させていただきました。濱口さんや仁豊野ヴィラのスタッフの皆さんは、どんなに大変な認知症があっても、病状であっても、その方の今までの功績を尊重し、今を大切にし、丁寧にケアをされていました。

仁豊野ヴィラには祈りがあります。無宗教の私に、亡くなる直前まで祈りを捧げてくださった大司教様。

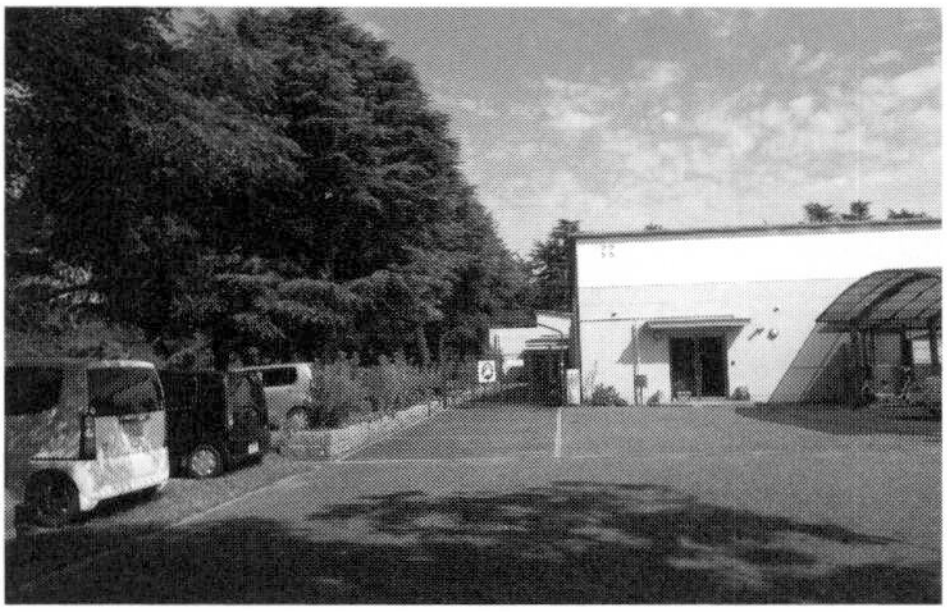
ヒマラヤ杉の大木に囲まれた仁豊野ヴィラ

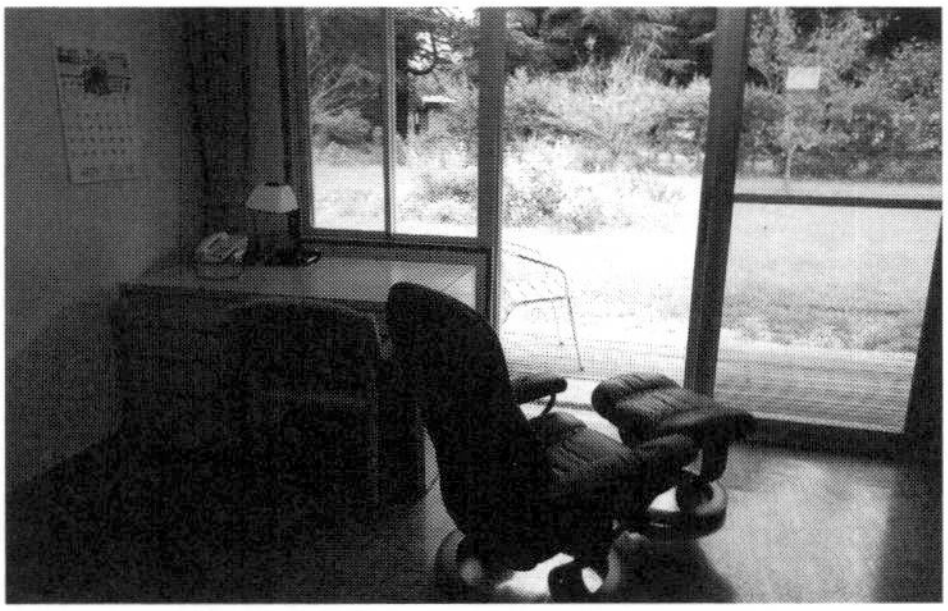
庭を見ながらゆったりと過ごせる仁豊野ヴィラの簡素で落ちついた個室

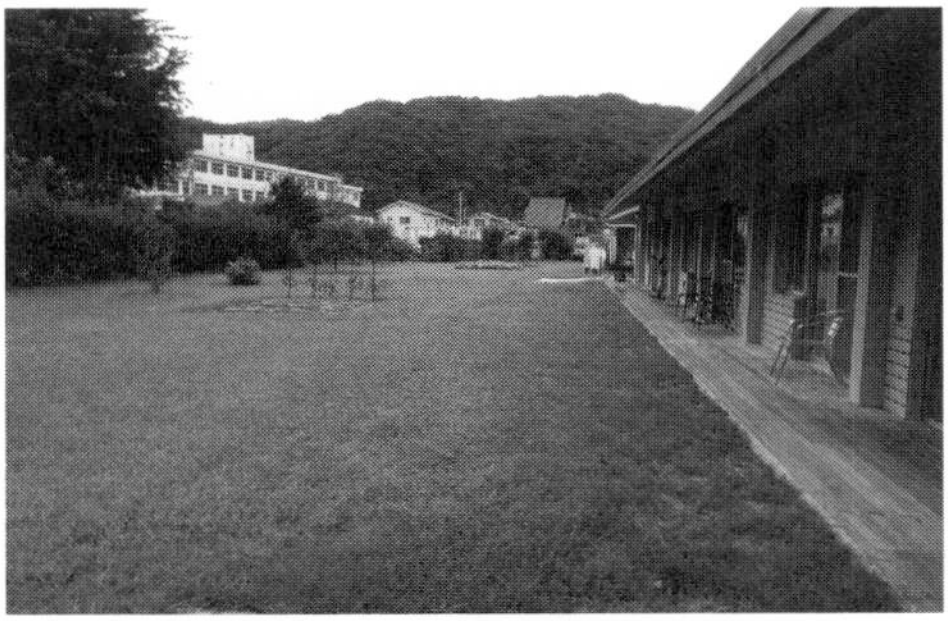
庭に面して個室が並ぶ

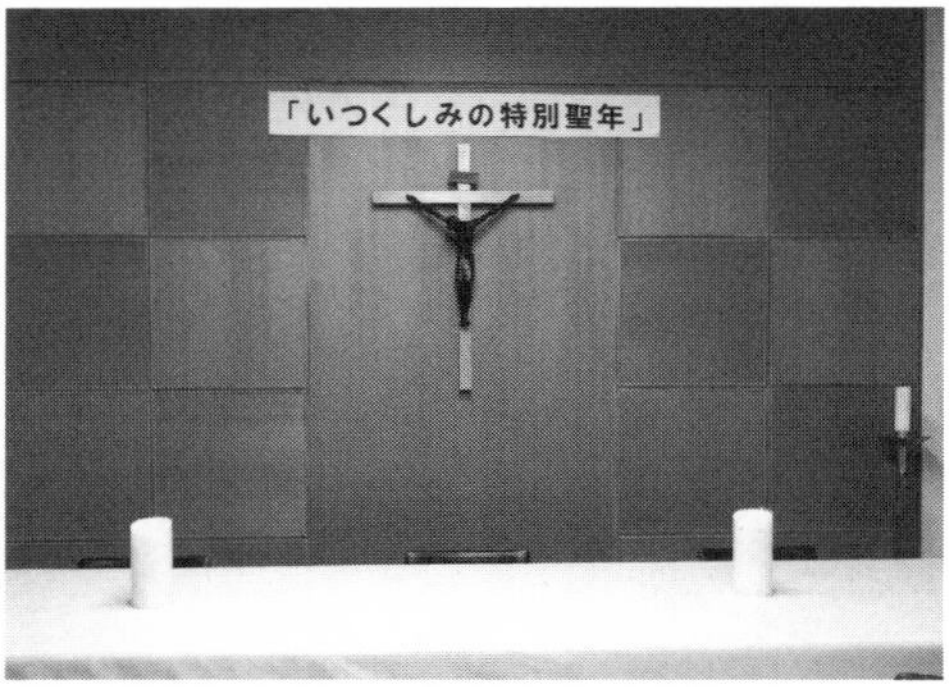

仁豊野ヴィラの中にある礼拝堂

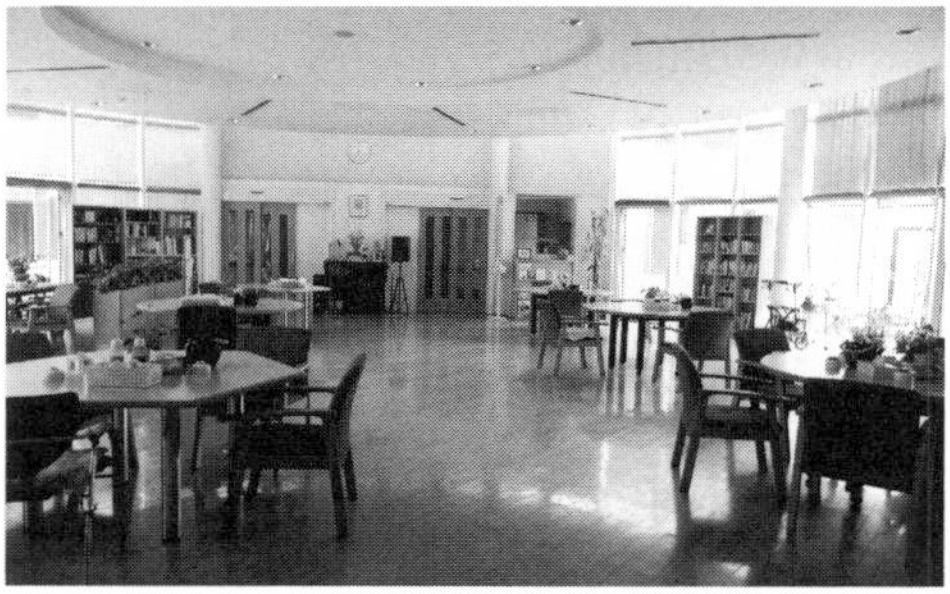

広々として明るいホール

何カ国語も話せるのに、私には少し片言の日本語で、ウイットに富んだジョークを飛ばしてくださるベルギー人の神父様。嫌な時は思いっきり引っ掻くけれど、普段はとてもかわいらしいシスター。それぞれの方を思い浮かべていたらきりがありません。何より、病状の悪い方に祈りを捧げ、亡くなってからも祈ってくださる宗教的つながりの方たちが集うその場所に、ご一緒させていただく機会は大変貴重な経験です。

奇跡も何度も起きたと感じています。家族でも友人でもない、でも、家族よりもむしろ強い絆は存在するのだと思い知りました。

さまざまな難題もありましたが、いつも濱口さんや訪問診療医、スタッフの方と相談しながら前に進みました。その度に、濱口さんの言葉やスタッフの姿勢からは、数多くの学びと感動があり、いつしか私の心の拠り所になっていたように思います。

仁豊野ヴィラ探訪〈レポート1　編集者　2023.08.26〉

姫路の市街地を抜けて播但線に沿うように走る国道三一二号線を北に七キロほど走ると姫路聖マリア病院に隣接して仁豊野ヴィラがあります。ヒマラヤ杉の大木に囲まれた敷地の一角に建つ平家が、引退した神父様やシスターたちの終の住処となるように建てられた仁豊野ヴィラです。逡巡する日本国に忖度せず、カトリック教会が七十年代にインドシナ難民（ボートピープル）を受け入れ、彼らの仮設住宅をつくったというその跡地に建っています。

市川の川沿いに広がる敷地にはカトリック仁豊野教会、淳心会レジデンスが併設、姫路を中心に日本で布教する淳心会の宣教師が保養地として選んだこの土地は、故郷のベルギーを思って整備されたとか、夏になるとボーイスカウトの子どもたちがキャンプをする広々とした芝地や胡桃の大木、黄色の花房が春の訪れを告げるミモザの木などの植栽をみてもヨーロッパを思わせる風情です。

金居も中田も訪問看護で訪れるまで、ここを知らなかったといいます。二〇一二年三月、隣接する姫路聖マリア病院系列のケアーマネジャーから土日だけの訪問を依頼されてはじめて訪れました。

施設長・濱口一則氏はソーシャルワーカーとして舞鶴で仕事をされていたのですが、カトリック大阪大司教区から要請され、姫路聖マリア病院に併設した老健施設マリア・ヴィラで勤務し、二〇一二年から現職に就かれています。ひなたの家開設から十カ月後のことです。

「うわー、ほんまに久しぶりやなあ」と金居、中田両氏を満面の笑顔で迎える濱口施設長は現在は尼崎に新たに開設されたサービス付き高齢者向け住宅ドムスガラシアの施設長を兼任、その設立母体である株式会社ガラシアWINGSの代表取締役でもあります。超がつくほどお忙しいなかで時間を割いてくださったにも関わらず、再会が本当に嬉しそうです。

そこにはこれまでの経緯と濱口氏の思いがあったと思われます。

カトリックの神父様やシスターたちは家庭をもちません。清貧に甘んじ、信者のために、社会のために尽くしてきた彼らが高齢となり引退して、病を患ったり認知症になったりしたとき、最期まで尊厳を保って遇され、看取りのそのときまで安寧に暮らせる場所、それが仁豊野ヴィラです。それをかなえるには、在宅医療が欠かせません。ターミナルケアが重要です。二十四時間三六五日の手厚い看護が必要とされます。しかし残念なことに、総合病院が隣接されているが故に、それまでは病気が重篤になれば入院、そこで死を迎えることが普通と考えられていたようです。

濱口氏は施設長に就任してまずそれを変えて、仁豊野ヴィラを本当の意味での終の住処にしようとされました。ひなたの家の二人と彼らとタッグを組む在宅医・藤本壮之《ふじもとまさゆき》医師がそれをかなえました。そして今は、ぼうしや薬局の薬剤師さんがそれに加わり、在宅医療は充実したものになっています。ただ単に、在宅医療を行う医療者であるだけではなく、仁豊野ヴィラに住む人たちの背景を知って、敬意をもってケアし、尊厳を守る姿勢が濱口氏の彼らへの信頼につながったのだと思います。

ひなたの家と同時に訪問看護ステーションをはじめたばかりの金居と中田にとっても、経営を安定させる意味でもありがたいことでした。しかしそればかりではなく、宗教とはあまり縁がなかった彼女らにとって、信仰によって支えられたヴィラの住人の生き方や他者への思いやり、異国の地で最期を迎えようとしている人の勇気と覚悟、ユーモアはとても新鮮なもので、胸を打たれたようです。

以前、お訪ねした時、敷地内の一角に設けられた墓地を見学しました。墓石に看取った神父様の名前を見つけて駆け寄り、「神父様、ここにおったん？」と愛おしそうに撫でる中田の姿に、ヴィラでの血の通った温かな交流が偲ばれました。

ソーシャルワーカーとして濱口氏は地域医療の充実を大切に考えてこられました。率直でユーモアの

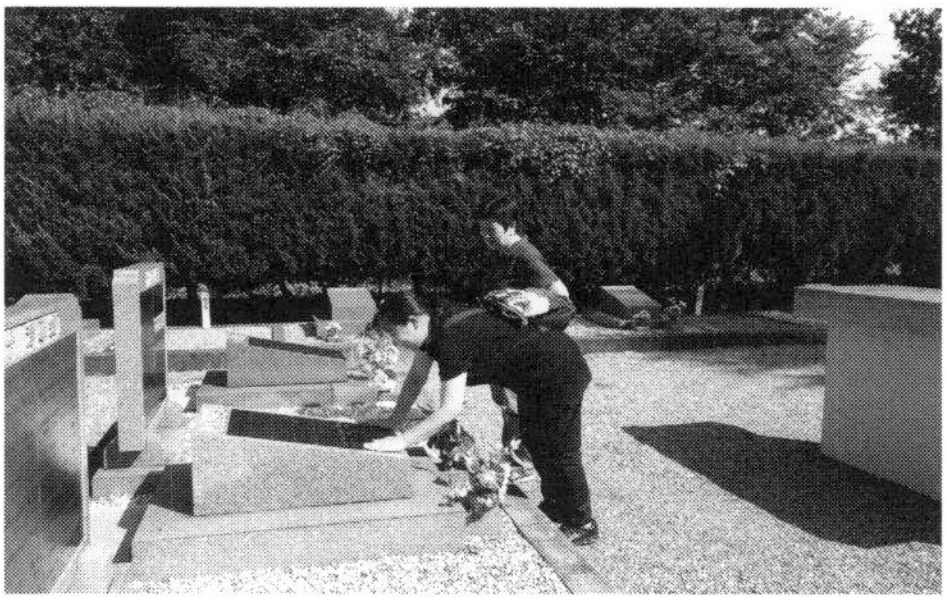

墓石に刻まれた神父様の名前を見つけて

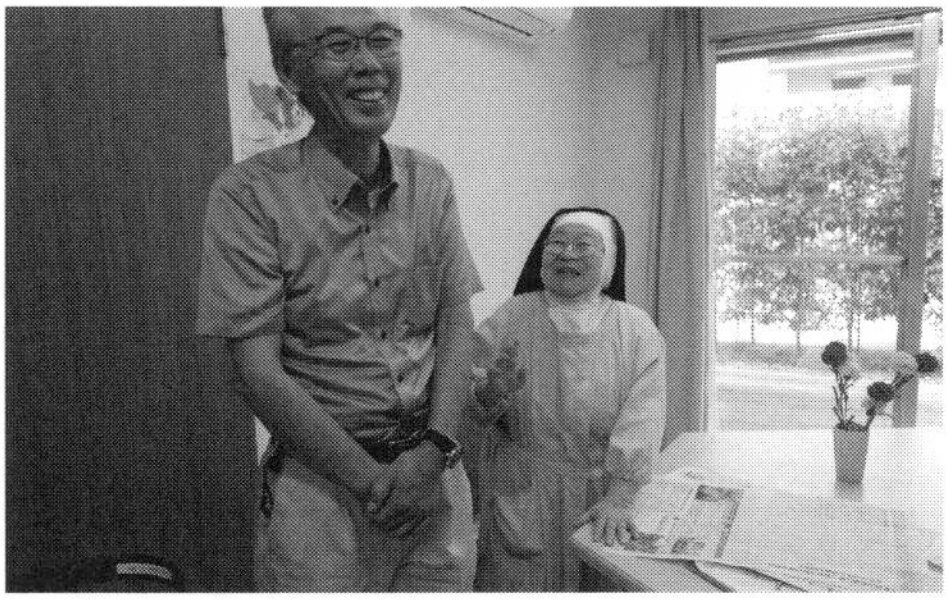

濱口施設長とヴィラに住むご高齢のシスター

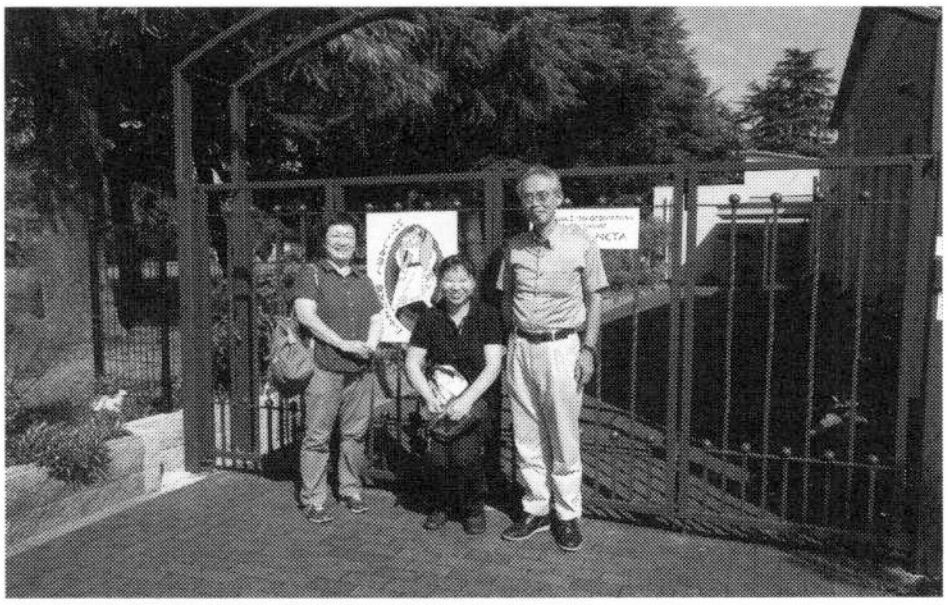

３人の再会の記念写真

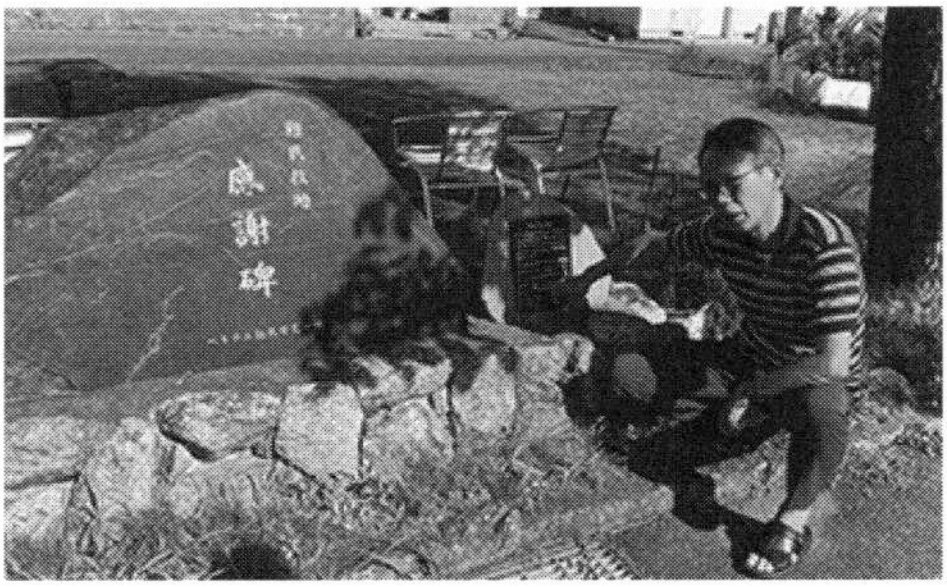

感謝碑の説明をされる濱口施設長

ある発言からは、地域の医療事情にも詳しく、厳しい目で見ていらっしゃることがうかがえます。その濱口氏はひなたのこれまでの実践を高く評価し、こころから称賛して、十二年の歩みをともに喜んでいらっしゃいました。再会を喜ぶ笑顔は、同志に向ける笑顔でした。

最後に、仁豊野ヴィラの前に建てられた石碑を見せてもらいました。国を失い海に漂っていたボートから救われ、この地に定着したかつてのインドシナ難民の感謝が刻まれた石碑です。

「本当に偉いのは、国の意向に逆らっても彼らをボートから引き上げた船長や」と濱口氏。カトリックという宗教の懐の深さ、真のヒューマニズムがにじみ出ているように感じました。

●医療的ケアの必要な子どもへの訪問看護とお泊り

訪問看護の件数が伸び悩んでいたころ、姫路赤十字訪問看護ステーションの当時の管理者さんから、人工呼吸器を装着している子どもの訪問看護を手伝ってもらえないかと声をかけていただきました。それをきっかけに、医療的ケアの必要な子どもさんへの訪問は増えていきます。

忙しい姫路赤十字訪問看護ステーションに比べるとひなたの訪問看護ステーションは長時間の訪問も可能でした。要《かなめ》として動いてくださる姫路赤十字さんと、じっくり関わるひなたの連携は、医療的ケア児とそのご家族のニーズに応える車の両輪のようでした。

二歳のえいくんに初めてお会いしたのは二〇一一年九月二十日でした。人工呼吸器を装着しており、排痰ケアが必要でした。えいくんを抱えた状態で看護師が後ろにもたれて、腹臥位にする時間を作るのが私の役割でした。お風呂に入れてなかったえいくんを工夫してお風呂に入れるようにしたり、ご家族が出かけられるときにひなたの家で過ごしてもらったり、医療的ケアの必要な子どものケアとして、ひなたがたずさわった全ての始まりはえいくんでした。

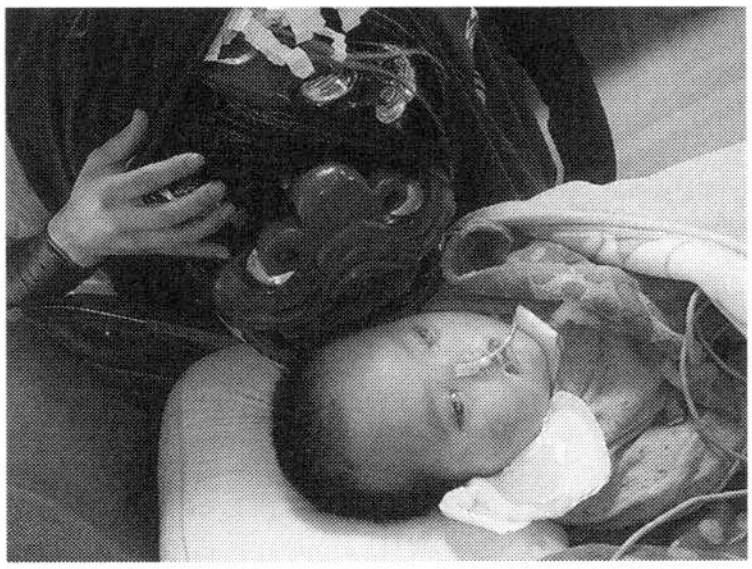

獅子舞のお獅子に咬まれると厄祓いができるという御着の伝統芸能のお獅子とえいくん

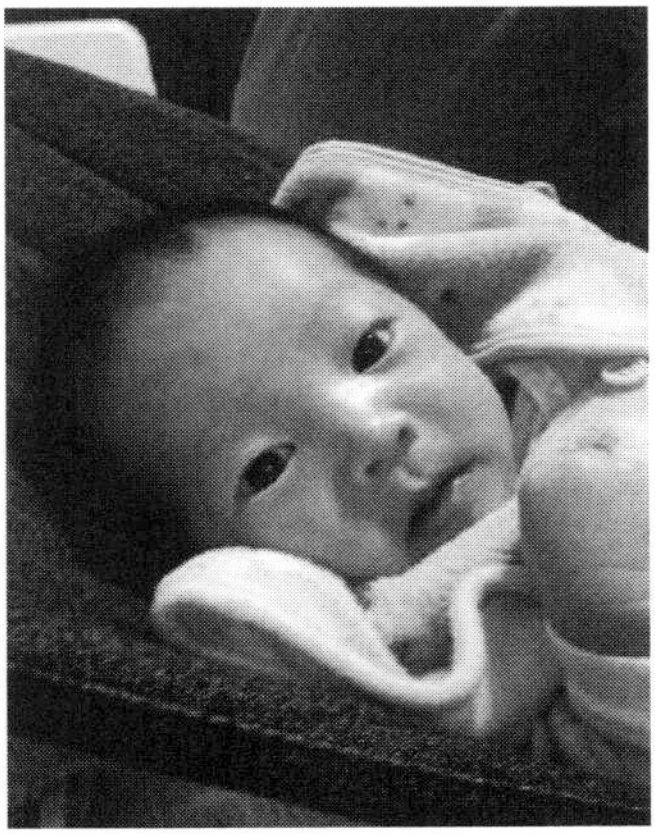

つぶらな瞳のえいくん

えいくんは肺炎などで入退院を繰り返し、二〇一四年七月七日、病院でお亡くなりになりました。急いでご自宅にうかがった私たちに、お母さんは「片手だけまだ温かいから触ってみて」とおっしゃいました。亡くなってから何時間も経っているのに、ずっとお母さんが握っていた片手だけ温かさが残っていました。その時のえいくんの温もりは、お母さんの愛情そのものだと思います。今でも七月七日、七夕の日には、「えいくんの命日やね」とスタッフとえいくんを偲んでいます。

生後四カ月のこっちゃんとの出会いは二〇一二年十月十日でした。病気のため一歳を迎えるのは難しいと医師から説明を受け、ご家族、なかでもお母さんが自宅に連れて帰ると決意されました。人工呼吸器と経鼻カテーテルをつけての退院でした。三〇〇〇グラムに満たない体重で、人工呼吸器や経鼻経管栄養の管理、吸引、カテーテル抜去時の対応など全てを懸命に習得されたお母さんの強い意思を感じ、身が引き締まる思いで依頼を受けました。私たちも病院に何回か行って、沐浴の方法やチューブやカニューレが抜けたときのためにチューブの入れ替えなどを病棟の看護師さんにレクチャーを受けました。

啼泣《ていきゅう》（泣くこと）によって状態悪化の可能性（泣くと酸素が足りなくなって全身が紫色になる）がありました。気管切開をしているので泣き声は聞こえません。泣き顔をみてそれ以上泣かないようにあやすことの繰り返しです。抱っこして眠ったと思って布団に寝かせるとすぐ泣き始める。結局、ずっと抱っこしていたということも再々ありました。手足は元気に動いたので、人工呼吸器を外したりするのです。時には、呼吸器が外れるとアラームが鳴るのでこっちゃんがわざと（?）自分でポンと外すこともありました。そうしたら「あれ、外れた?」とそばについている私が声をかけるとにこにこしているのです。経鼻カテーテルを抜いたり、ついには寝返りをうったりもして、回路が身体を一周することもありました。眠っているとき以外は一時も目が離せません。お母さんが仕事をされていたので、おばあちゃんと交代で看護師が長時間滞在したり、月一回程度、お泊りで受け入れたりもしました。

数日のお泊りの時は中田がずっと添い寝をし、昼間は金居や看護・介護のスタッフが交代で付き添ってこっちゃんと遊んでいました。時には、金居の実の母親まで付き添ってくれました。こっちゃんがひなたに来るとスタッフに「こっちゃーん」と呼ばれアイドル的存在でしたし、ひなたのスタッフはこっちゃんにとって、ママやおばあちゃん、おっちゃんでした。

夜間、人工呼吸器のアラームが鳴ったら、隣の部屋で寝ている金居も飛び起きて対処する。命が危ないと思って、お母さんに連絡して救急車を呼んだときもありました。こっちゃんのご家族のたゆまぬ努力でそんなぎりぎりの生活を乗り越え、一歳の誕生日を迎えたときは、心からお祝いし、ご家族と喜びました。

愛くるしい表情と小さい身体のこっちゃんは、ご家族に大切にされて、ある意味たくましく育っていきました。最初は片手で抱っこできる程度の身体だったのに、八歳になったときには身長は一〇〇センチ、体重は一三キロを超えていました。余命一～二年と言われていたので、ご家族の愛がおこした奇跡だと思っています。もちろん、入退院は繰り返しながらとはいえ、そんな日々が続くと思っていた二〇二〇年十一月、突然のお別れになりました。

いつかは、その日が来るとはわかっていながら、あまりの喪失感に、いまだにこっちゃんの亡くなった現実を嘘のように感じ、また会えるんじゃないかと思っている自分がいます。お母さんから「こっちゃんのことを少しでも覚えていてくれたらと思い、アルバムを作りまし

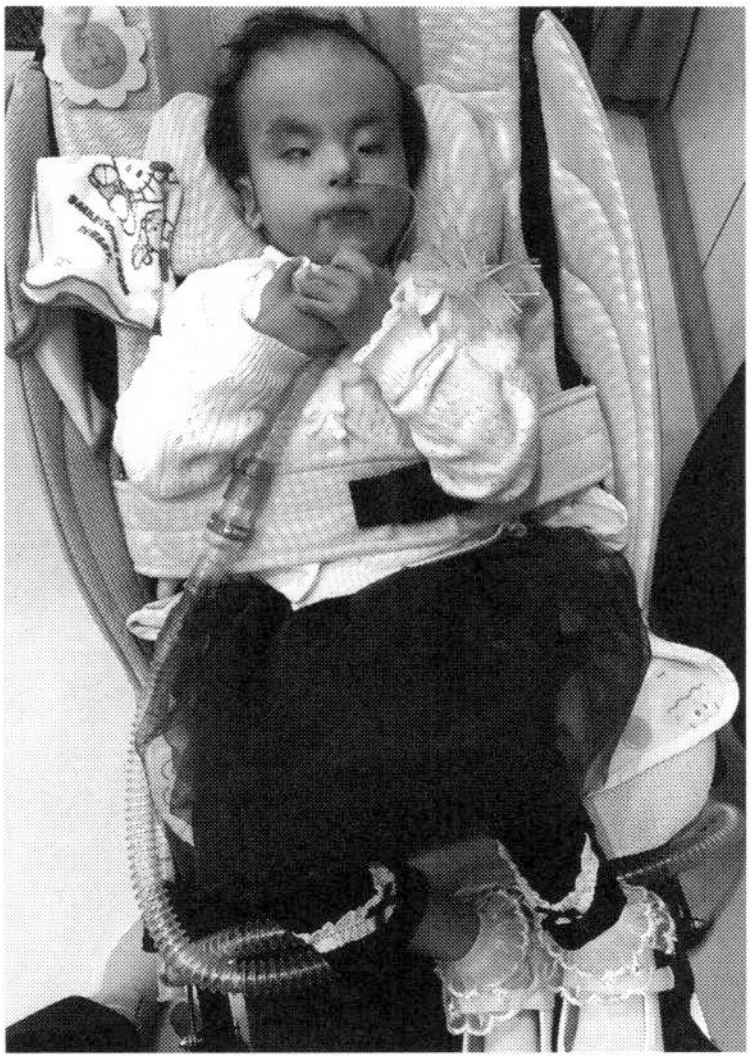

入学式の日、おめかししたこっちゃん

た。こっちゃんを可愛がっていただきありがとうございました」とアルバムをいただきました。写真を見て思い出すたびに、こっちゃんからいただいたたくさんの幸せを噛みしめています。

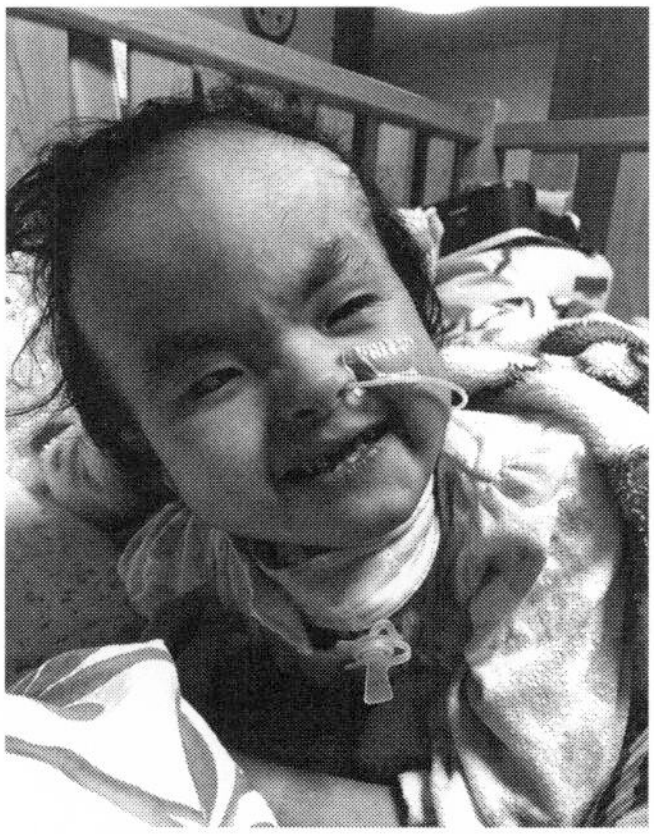
寝返りをうってご機嫌さんのこっちゃん

子どもから大人、高齢者まで、すべての世代を対象とする訪問看護とはいえ、医療的ケアの必要な子どもさんへの訪問には尻込みしがちです。しかし、訪問看護ステーションひなたは、えいくんやこっちゃんの訪問看護をきっかけに、今も何人かの医療的ケアの必要な子どもさんの訪問看護に行っています。

こっちゃんのお母さんからいただいたアルバムの表紙に「いろんな出会いが集まって輪がつながっていきますように……」と記されていました。まさに、ひなたはそうなっています。

現在は、子どもさんのお泊りを引き受けることができなくなっていますが、チャンスがあれば再開したい、とても必要なサービスだと思っています。

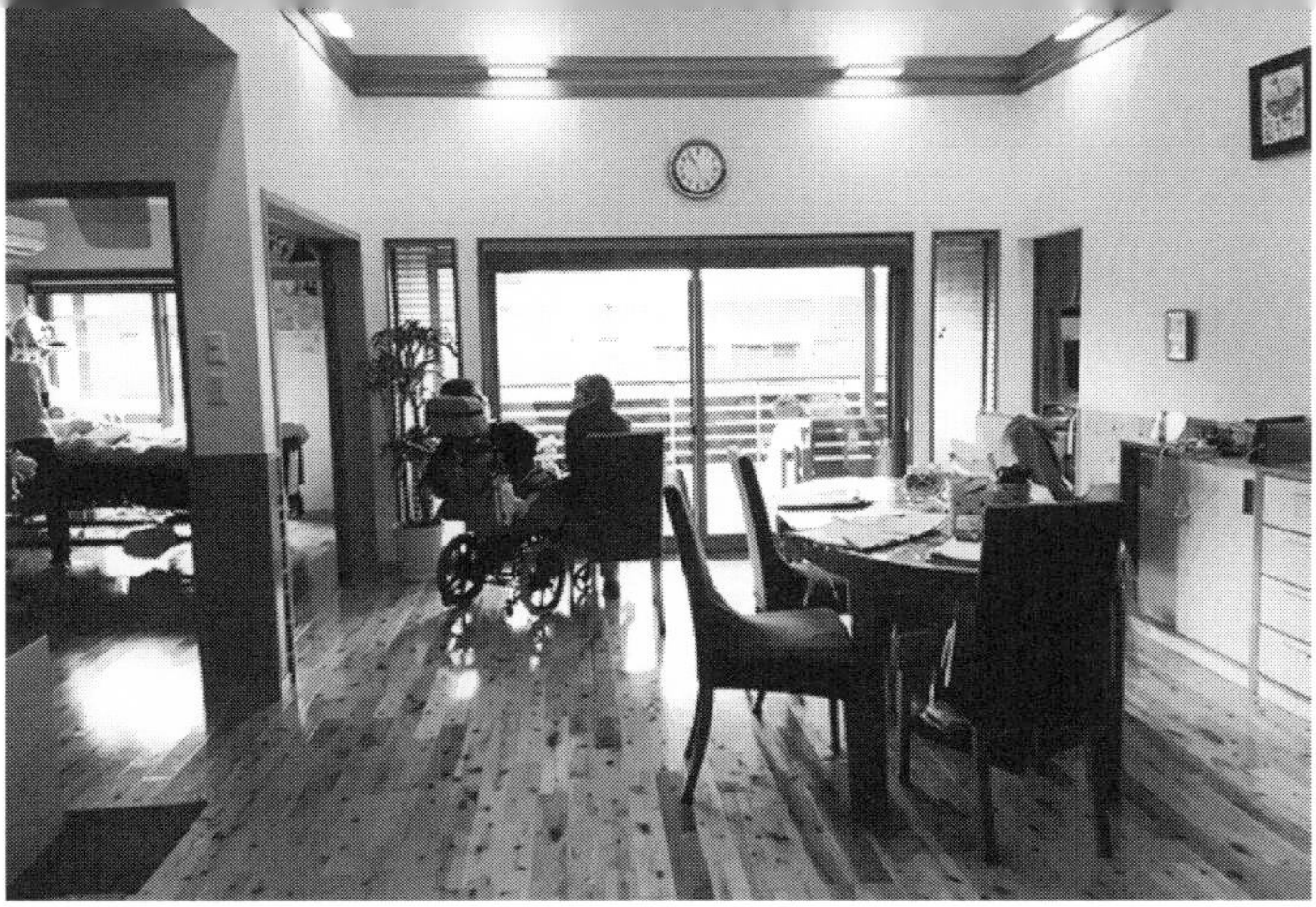

III
ひなたの家の暮らしと看取り

●ホームホスピスに辿りつくわけ

「もう次に行く所を探さなくていいんですね」・・・医療依存度の高い人の居場所

二〇一一年六月に開設後、二人目に入居された平塚さんは九十代の男性です。兵役を全うし復員された後、結婚。娘さんが一人います。奥様に先立たれて畑をしながら一人でつつましく暮らしておられました。厳格でも優しい父親だったそうです。

脳梗塞を起こして入院し、誤嚥性肺炎を繰り返したため、経鼻経管栄養という方法で栄養をとらなければならない状態になりました。そのうち認知症も見られるようになり、入れられている管を自分で抜いてしまうので手にミトンという固い手袋をして、常に手首をベッドに紐でくくられている状態でした。その当時、病院は三カ月ごとに転院しなければならず、やっと転院できたと思ったら、すぐに次の病院を探すように言われたのだそうです。相談に来られた娘さんは、「ここに来たらもう次に行く所を探さなくていいんですね」と涙されました。病気になって、障害をもって、さらに行き場もない方やご家族の苦悩を切実に感じました。

病院に入れているのだから居場所はあると思いがちです。ですが、誰かに「出て行け」と言われる場所は自分の居場所ではないし、苦痛や屈辱を感じながら居る場所は決して自分の居場所ではありません。居場所は、身体だけでなく心《こころ》にも必要なのだと思います。ご家族にとっても同じです。娘さんは、お父様を自分で介護できないつらさを抱えながらお父様の居場所を探していました。施設からは断られ、病院を転々とするたびに環境の変化に耐えられず「ベッドに縛られてボロボロになっていく父をみるのがつらくて、病院から足が遠のいてしまった」と言われていました。このご家族の行き場のない苦悩、心を受け止める場所も必要だったと思います。ご本人だけでなく家族としての存在を受け止める、家族としての居場所です。

平塚さんは、ひなたの家に来て、もちろん、拘束（手を縛ったり、手袋をはめたりすること）をすぐに解かれました。自由になった手で翌日には日課であった新聞を読まれました。耳も遠く会話もできない状態でしたが、筆談で理解はしてくださるようでした。そして、車椅子にも乗れるようになり、趣味だった美術館鑑賞にも娘さんと行くことができました。

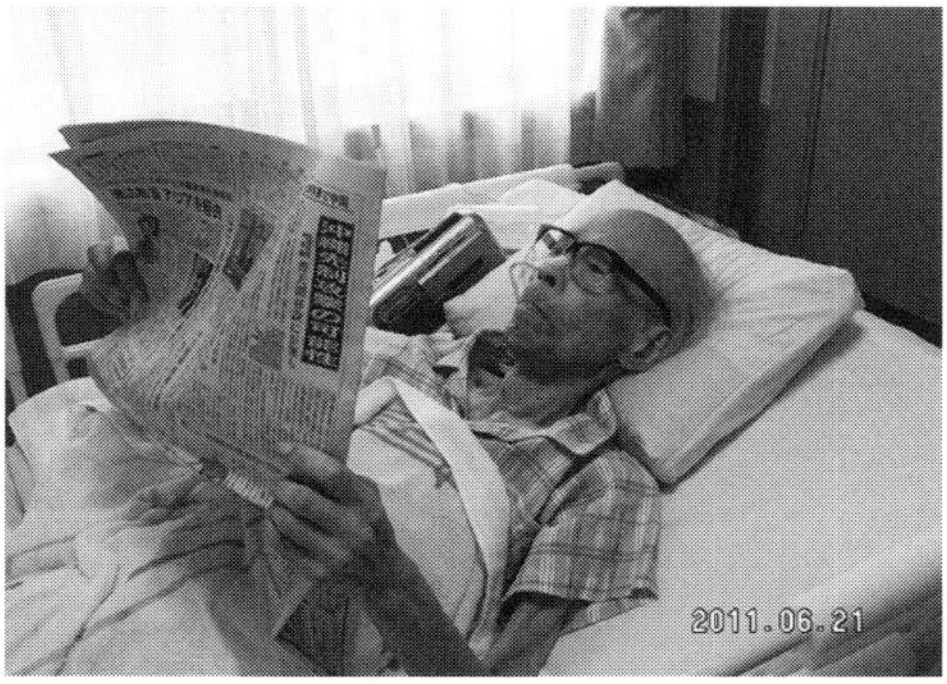

新聞を読む平塚さん

平塚さんは、認知症もあったので、最初はよく鼻の管《くだ》を抜かれましたが、これは必要な管ですからと説明を繰り返すうちに、回数は減っていきました。わかっておられるのか、抜いたあと、その管をもって私に差し出し、申し訳なさそうな目をされていたのを微笑ましく覚えています。

娘さんは、入居当初から命が短くなっても口から何か食べさせてあげたいと願っていました。しかし、長い時間食べてはいけないと言われ続けたせいか、何かを口に持って行っても全く食べようとされず、ご本人は食べ物に興味を示されなくなっていました。それでも、車椅子に乗って、食卓を囲んで、スタッフや他の人が食べている場所にあえて一緒に

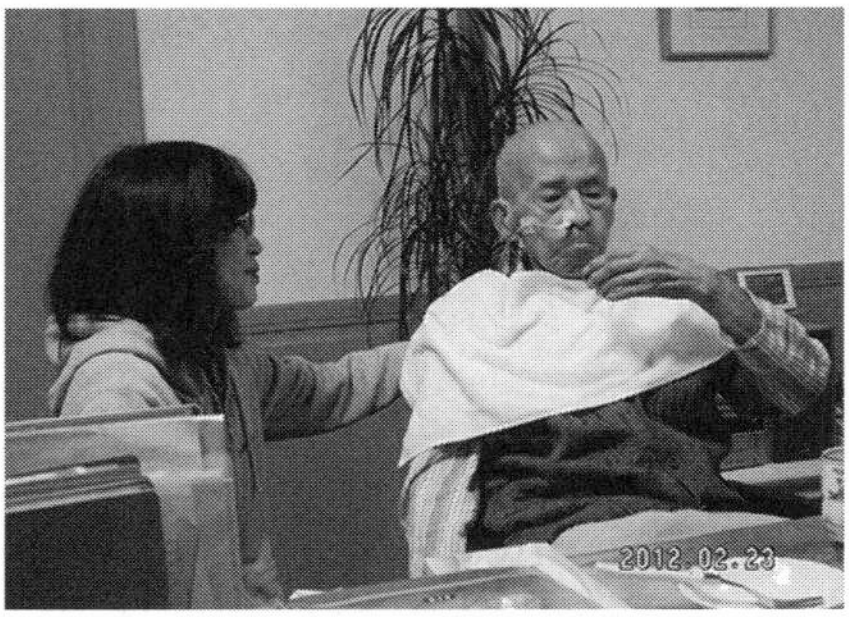

平塚さんの晩酌を見つめる娘さん

居るようにしました。

ある日、突然でした。スタッフがカップ麺を食べているとそのスタッフに、それを持ってこいと手招きされたので、口元に持って行き箸を渡すと、なんと自分で麺をすくって食べようとされました。そして、何度か失敗されたあと、とうとう口に入れて食べられたのです。その瞬間のスタッフの嬉しいどよめきを忘れられません。その後、平塚さんは経鼻経管栄養を続けながら、ほぼ毎日小さいおにぎりやおかずを少しずつ食べられるようになり、ほどなくして、使い慣れた盃を使って、元気な時に毎日楽しみにしていたという日本酒の晩酌もされるようになりました。

お風呂に入り、きちんと髭をそり、眼鏡をかけ、娘さんから見て元の父親の姿を取り戻し、そして次々とできないと思っていたことができるようになりました。娘さんは、最初は「週に一回は来ます」といわれていましたが、そんなお父様のことが楽しみになり、週に二回、三回と足を運ぶようになりました。ひなたの家は、ご家族にとっても居場所となったのだと思います。

「医療依存度の高い人は、病院のほうが安心なんじゃないの」とか「医療を選んだのだから病院にいて当たり前」と思う人が多いと思います。さまざまな事情で、十分に考える余地なく医療的な処置を受け、医療依存度が高い状態で生活せざるを得ない方は多いと感じています。その結果、行き場所がない方が増えています。大きな施設や病院のほうが安心と思われる方もいれば、そこに馴染めず自宅に帰りたい、自分にあった場所を探したいと思う方もいます。身体的にも精神的にも馴染めないところは、やはり自分の居場所とはいえないと思います。

この平塚さんのように、医療依存度の高い人が病院を転々とした末にホームホスピスに辿りつかれています。もっと家族に負担をかけないように自宅で生活できるような仕組みづくりや自宅に近い環境で暮らせるホームホスピスなど医療依存度が高い方やそのご家族の居場所作りは必要だと思います。

最期に家族との時間を過ごす

加山さんは、最初にひなたの家の住人となりました。

真新しい「ひなたの家」の内覧会に来てくださったご長女から「父に残された時間は少ないのに、病院に見舞いに行っても子どもがいるのでゆっくり付き添ってあげられない」というお話を聞きました。

加山さんは八人という子だくさん、その子どもたちがそれぞれ結婚して、小さいお孫さんがその倍数くらいいらっしゃいました。

内覧会の次の日、すぐに入院先の病院へ面会に行くと、加山さんは四人部屋の廊下側のベッドに横になっておられました。カンファレンスに参加した中田は、その内容がショッキングだったと言います。

説明の中で、加山さんの今の状態は週末までもたない可能性があること、そして、もし亡くなられたら、死亡診断のために病院までご遺体を運ばなければならないという現実に、在宅のおかれた条件の厳しさを改めて知ることになりました。当時、姫路はまだ訪問診療をする病院が少なく、退院して数日経ってからしか訪問診療に来てもらえなかったのが理由です。

六月三日（金）、加山さんが介護タクシーでひなたの家に到着。

六月四日（土）、家族会議。そこで、「最期までひなたで過ごす。子どもたち全員でお金のことを支援する」ことが決まりました。

その週末、待っていたかのように、子どもたちが孫たちを連れて次々とひなたに来られ、お孫さんが加山さんのベッドによじ登って、にぎやかなひと時を過ごしておられました。

前の週に開設したばかりで、他に入居者が誰もいないひなたの家に、ご長男をはじめとして、ご家族全員が集まりいっぱいになっていました。小さな子どもたちが数えられないくらい来て、走りまわっているにぎやかな光景を思い出します。いずれひなたの住人が小さな生き物に目を和ませてくれたら、という思いから置いた水槽に、小さな男の子が手を入れて、熱帯魚を捕まえようとするのにびっくりして「ダメ！！」と言ったことを思い出します。想定外でした！

加山さんの入居期間は五日間という短い期間でしたが、加山さん、ご家族、そして私たちにとって大変意味のある時間になったと思います。

息子さんや娘さんたちが次々とお孫さんを連れて来られて、加山さんのそばで時間を過ごされました。亡くなる前夜には、それまで見舞いに来られなかった四男さんが、夜遅くに婚約者を連れて来られ、結婚の報告をされました。

翌日、朝から呼吸が速く、まもなくという状態が観られたためご家族に連絡しました。それでも、一旦は回復し、なんとか到着したご長女が付き添っている時に息を引き取られました。ちょうどその時、奥様とご長男が一緒にひなたに向かっておられました。息を引き取られたとの連絡を聞いて、ご長男が奥様に言われたそうです、「ほんまに、感謝やなぁ、感謝しかないなぁ……」と。「〝短かったなあ〟とか〝もっと時間が欲しかった〟というのではなく、そんなふうに言うんですよ」と奥様が誇らしげに話してくださったことが心に残っています。

亡くなられた後、「家族全員が集まるまでここにおらせてほしい」と言われ、ご家族全員が集まった時に、勇気を出してお願いをし、撮った写真があります。ご家族が集まって、ひなたの家全体を使って、父親の葬儀のこと、これからの母親の生活のことを話し合っておられました。

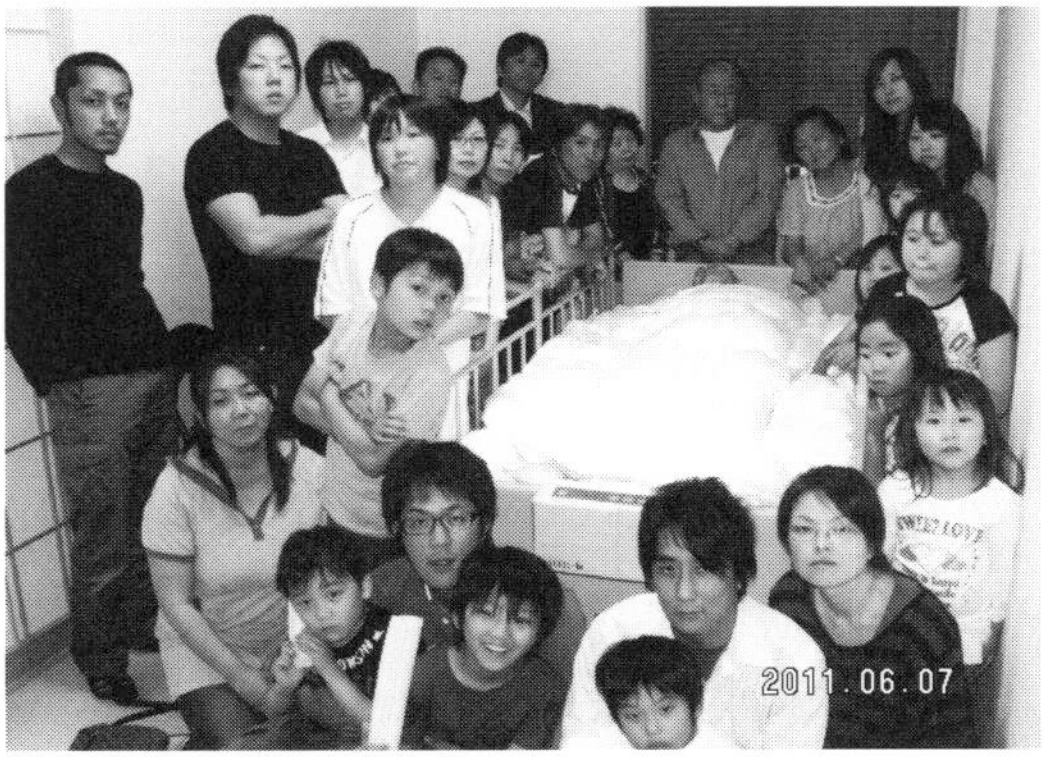

加山さんとご家族。亡くなられたあと

最期に「こんなことができる場所は他にはなかったと思う」と感謝されたことが、それからの私たちの大きな励みになりました。人が亡くなる時には、自分の最期の姿を家族にちゃんと見せてこれからのことを託されること、会わなくてはいけない人に会って最期を迎えるんだな、と。ひなたの家は場所とマンパワーが提供できるところでありたいと思いました。

加山さんのように、家族との時間をもてる場所を求めて辿りつかれる。ホームホスピスはそんな場所です。

「生きている意味あるんかな」・・・大切な人の存在意義を感じる場所

片山さんは七十代の男性です。脳出血で昏睡状態になり経鼻経管栄養となりました。慢性的な気管支炎もあったため、誤嚥性肺炎を繰り返し、吸引が頻回に必要な状態となって病院で過ごされていました。一代で築いた大きな会社の社長をされていました。入院中、奥様やその姉妹、お嫁さんたちは代わる代わる毎日のように病室に通い、身体を拭いたり、髭を剃ったりとこまごまとお世話をされていたそうです。何も治療の施しようがない状態で、吸引や注入があるので施設には入れてもらえず、病院においてもらえるだけありがたいと思われていたそうです。衣服の着脱が困難なほどに関節が拘縮し、床ずれができてしまった時期に「ひなたの家」のことを知り、すぐに入居されました。

片山さんは意思表示はできず、目を開けておられても、声をかけても反応はない状態で、痰の量が多く上手に口から吸引しなければ、詰まってしまうような状態でした。入居されて間もないある日、吸引しきれず痰が詰まりそうになり、あまりに苦しそうなのでご家族に相談の上、救急車で病院に行ったこともありました。運ばれた先の病院の医師がご家族に「こんな状態で延命処置を希望されないのに連れて来られても困ります。僕たちは、他に助けないといけない患者がたくさんいるんです」と言われたのには愕然としました。医師の言うことはある意味現実的なのかもしれないとも思いましたが、どんな状態でも少しでも長く生きてほしい、少しでも苦しまないでほしいと願うご家族の気持ちを思うとつらかったです。

片山さんは、病状も安定され、ご家族の負担はかなり軽減し、奥様も家業の仕事に復帰することができました。床ずれはすぐに治りましたが、関節拘縮はもどらず、喀痰吸引《かくたんきゅういん》（自力で痰や唾液などの分泌物を体外へ出すことが難しい人に対し、口腔内・鼻腔内・気管カニューレ内部から吸引器を使って痰や唾液を吸い取る医療行為）は頻回に必要な状態が続きました。看護も介護もスタッフは、どんどん片山さんの吸引が上手になり、苦しい思いをさせないようになっていきました。また、拘縮のある身体に服を着せたり、脱がしたりするケアもいろいろ工夫してスムーズにできるようになっていきました。

そんなある日、会社を継いだ息子さんが来られて、じっと悲しそうにお父様を見つめ、「こんなしゃべれもせん状態で生きとって意味あるんかな」とつぶやかれました。その時私はなんて答えようかと考え、一瞬間をおいて、「お父様は、しゃべれなくてもたくさんのことを教えてくださっています。ご家族もお父様と関わりながらいろいろ考えられていると思いますし、私たちにもたくさん課題をくださって学ばせてくださっています」「生きていらっしゃるだけでも、周りの人にいろいろな影響をあたえておられると思います。それが生きておられる意味です」と答えました。息子さんは「そうなんやなあ。迷惑かけているだけやないんやな」とホッとしたような表情をされました。

その時の私の言葉は本心からそう思っていたので出た言葉でした。着替えひとつするにも、吸引ひとつするにも難しく、それができるようになっていったスタッフの成長を片山さんのお陰だと実感していたのです。

ご家族の「生きている意味あるんかな」の問いは、健康な方にとっても、どんな状態の方にとっても、ふと考える機会がある問いだと思います。人の存在意義は、ご自分自身で意味づけるだけのものではなく、周囲の誰かがその方をどう感じているか、その方の存在をどう意味づけているかだと思います。健康な方でも、病気や障害を持った方でも、意識がなくても、その存在意義は必ずあり、尊重されなければならないと思っています。

ただ、前述の医師の言葉のように片山さんのような方やご家族は、存在意義を問われ、尊厳を傷つけられ続ける現状はあります。そんなふうに言われたために、家族に「生きている意味あるんかな」と思わせているとも言えます。大切な人を大切だと思える、思い直せる場所としてホームホスピスに辿り着かれる、ここに来てよかったと思える場所でありたいです。

●入居相談

最初の入居相談はご家族からが多かったです。大切な家族――父、母、夫、妻、きょうだい――をなんとかしたいと願う家族が探して探してひなたの家に辿り着かれました。その後、徐々に病院の地域連携室からの紹介も増えて、開設後六カ月で満室になりました。

入居相談ではご家族からご本人の状態をうかがい、ホームホスピスの体制や料金などを説明し、その上で入りたいと希望されてから動くようにしています。ただ、ここで入居決定ではありません。入居を希望されたら、入院されている方であれば病院に退院が可能かどうかをご家族から相談、そしてもちろん、ご本人にも説明して意思を確認していただきます。その間に在宅医やケアマネージャーに連絡して受け入れ可能かどうかの打診をしておきます。それらが可能となって初めてご本人に面会に行き、状態を観て、聞いて、受け入れるかどうかを決定し、準備に入ります。

このような手順を踏むのは、ご家族の情報だけでは齟齬《そご》が生じる場合があるからです。例えば、ご家族からの情報では褥瘡《じょくそう》はないとなっていても実際は褥瘡があったり、何も食べられないと言われていたのに、実際は少しずつ食べられていたりなどです。病院では状態が変わっても、良いことも悪いことも緊急時以外はご家族には逐一報告されていないので仕方ないと思います。

受け入れの決定は金居と中田で決めています。たいていの場合はどんな状態でも受け入れます。これまで受け入れられないと判断した方はいないと思います。ただ、金居と中田の中ではしっかり段取りもしているのですが、スタッフはきっと驚いていると思います。昨日決まって今日受け入れるという場合もありましたから。人工呼吸器を装着した方を受け入れると決めた時も、スタッフにはなんの相談もしていませんでした。

ただ、入居直前に、スタッフにどういう事情で受け入れると決めたのか、これからどうしようと思っているのかなどの説明を丁寧にするようにしています。入居直前というのは、入居前日か当日という意味です。なぜ入居直前かというと、当日になって来られない場合もあって、その場合は知る必要のない個人情報を広めてしまうことにもなります。そして、早めに情報を提供すると、スタッフの間でさまざまな憶測や予測が始まり、あれはどうだろう、これはどうだろうと余計な心配をして、無駄な時間を費やしてしまうからです。

あれやこれやと尋ねてくるスタッフは熱心なのです。しかし、そういう時にはいつも「来られてみないとわからないなあ」、「今は、あれこれ心配しても仕方ない」と返します。実際、言語化された情報というのは言語化した人の主観が入るので不確かです。私自身も参考にする程度で、「そうらしい」というくらいにしか理解していません。自分で観て、触って確かめてから考える。それは、ひなたのケアの理念でもあります。

この状況をスタッフに聞いてみると、「はじめは、出勤してみると大変な状態の方が入居されていたり、入居予定の方の情報を聞いて、どうしようと怖かったです。今も怖くないわけではないですよ。でも、必ず、できるところまで金居さんや中田さんが一緒にしてくれる。だからなんとか今までやってこれていますよ」と笑いながら返してくれました。看護師でさえケアが難しい方でもケアをしようと受け入れてくれる介護スタッフがなんとも誇らしかったです。

入居希望の相談を受けた結果、別の選択をされるご家族もいます。私たちが相談を受ける場合は、入居ありきではなく、その方にとって何が一番良いのかを一緒に考えます。例えば、認知症で他にご病気がなくて活発に動きまわられるような方の場合、グループホームを紹介します。ひなたの家はどこにも鍵をかけていませんから、その方の安全を守れない可能性があります。また、ひなたの家の住人は身動きのとれない方が多いので、間違って部屋に入ってこられると他の住人の安全を守られなかったり、怖い思いをさせたりする可能性があります。何より、ご本人にとって残された生活能力を維持しながら、その方らしく生き生きと安全に生活できる場所はグループホームではないかとお勧めするようにしています。

その他に、費用を気にされる方やどこでもいいから探している方などには、他の施設を紹介する場合もあります。また、マンパワーがあると判断した場合は、思い切って自宅療養を勧める場合もあります。そのような場合は、全力で訪問看護や訪問介護で支援します。遠方で、訪問に行けない場合も、電話で相談を受けながら看取りをされたご家族もあります。

相談から自宅での看取り

病院で誤嚥のため絶飲食となり点滴だけを受けて過ごされていたつとむさんの娘さんから入居の相談がありました。点滴をやめて看取りたいという意向でした。連れて帰ってあげたいという気持ちもあるとうかがい、自宅での看取りをお勧めしました。奥様は高齢で「介護はできないけれど傍に居ることはできる」。娘さんを中心とした「家族での介護は、不安もある」と言われました。訪問看護と介護が全力で支援する。「もしもの時には、すぐにひなたの家に来ていただいたらいい」とお伝えすると、自宅に連れて帰られ、看取りをされました。

四日間自宅で過ごされて、息を引き取られた葬儀のあと、娘さんから手紙が届きました。自宅での看取りの様子と気持ちが伝わる内容です。

御礼　　父の看取りに関わって下さった皆様へ

この度の父の看取り介護に際しましては、皆様から多大なるご協力を賜りまして誠にありがとうございました。

父が自宅で過ごした四日の間、おしっこはほぼパットの中で納まり、大便は黄色いものが少しつくだけで殆ど無く、母の手を握り、子供達三人の顔を見て、自分の妹夫婦と会い孫の顔も見て、仲良くして

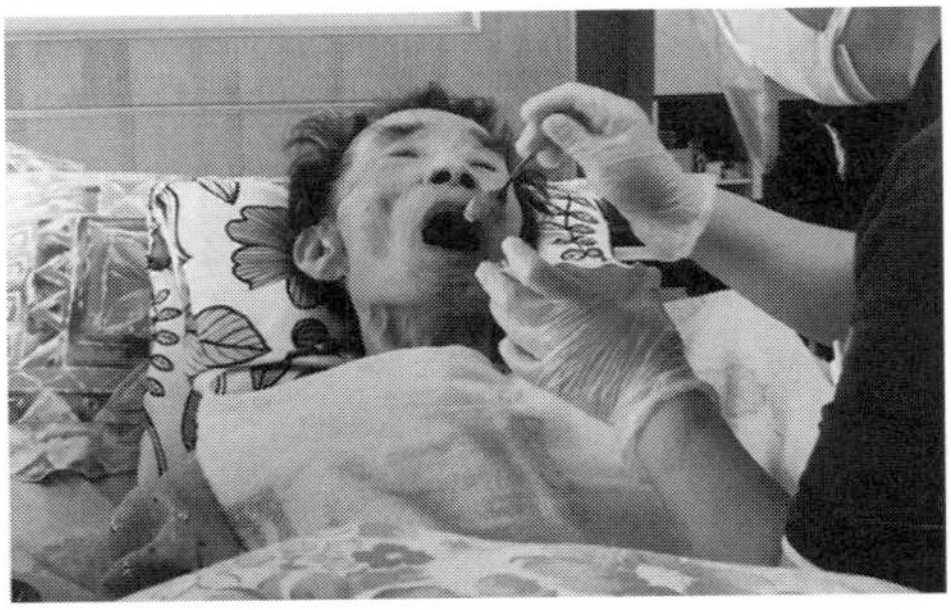

退院したその日に大きな口を開けてアイスクリームを食べる

下さった方とも会い、アイスクリームを至福の顔で食べ、リハビリの先生にベッドの上に座らせて頂いて、自宅の窓からお気に入りの景色を見て、お風呂に気持ちよさそうに入って、さっぱりした体で、お世話して下さる皆さんには、ありがとう、ありがとう、を連発して本当に綺麗に旅立っていきました。

最後の日の朝、弟が日課になった、父の髭を剃りました。母はスポンジで父の口を湿らせました。ヘルパーさんにおしめを替えてもらい体位を変えてもらっている最中に見ている家族が気付かないくらい静かに息を引き取りました。

この四日間、苦しそうな顔をしたのは体位を変える時くらい、それも変え終わって「大丈夫」と聞くと頷いて、すぐに穏やかな顔に戻りました。

穏やかに過ごすことができた、この四日間は母と私たち子供への父からの最後のプレゼントだと思っています。

点滴を外したらこういう死に様になるんだよと、父が身をもって教えてくれたようでした。願わくば、もう少しだけ生きて、一緒に庭を散歩出来たらよかったのに、と思いますが、「まだ元気な時に一緒にいっぱい散歩したよ」という父の声が聞こえてきそうです。

介護する私たちにとっても、される父にとってもきっと楽で幸せな最終章だったと信じたいです。

私たち家族の最後の幸せに、ご尽力頂きました中田看護師、藤本ドクター、山口ケアマネージャーをはじめひなたの皆様、藤本医院の皆様、他スタッフの皆々様には感謝の言葉しかありません。皆様のお陰様で、自宅で父の看取りができました。本当に本当にありがとうございました。

後日、この娘さんは、「いつでもひなたの家に来てもらったらよいと言われて、やってみようという気持ちになれた」と言われました。背中を押すだけではなく、頼れる場所、頼れる人が必要だと思います。
実際に一番大変な排泄の介助などのご家族の負担を最小限にし、アイスクリームを食べられた時には看護師が付き添っています。終末期だからといってもリハビリは入り、身体を動かしたり車椅子に乗ったり、緩和ケアも行います。家族との最期の時間をよりよい物語にする。それがホスピスケア、在宅チームの力だと思います。

入居相談をきっかけに、このような物語が始まる。自宅での看取りを支える。ホームホスピスという存在はそんな役割でもあると思います。

●ケアの理念——特定非営利活動法人ひなたの理念

一、私たちは、その人のありのままの全体を見つめ、偏見を持たずにまるごとを理解し尊重する姿勢を持ちます。

解説：人はみな、周囲の人や地域、自然との関わりをもちながら日々変化し成長していく存在であり、身体だけでなく精神・霊性も含めた全体から理解する必要があります。私たちは、そのありのままの全体を見つめ、偏見を持たずにまるごとを理解して尊重する姿勢を持ちます。

二、私たちは、身体に触れ、心に触れながらお互いの「癒し」や「成長」を感じられるようなケアを目指します。

解説：健康や幸せは、その人の現在の身体の状態だけに左右されるものではなく、心や魂のありようによっても変化します。病気や障害によって身体的な苦痛だけでなく精神的な苦痛に立ち向かう人々と同じ時間を過ごす中で、私たちは身体に触れ、心に触れながらお互いの「癒し」や「成長」を感じられるようなケアを目指します。

三、私たちは、その人とその人を取り巻く人々を一体として、常にその人らしい自立と成長を目指したケアを行います。

解説：その人を取り巻くご家族やご友人は、その方と切り離して考えられない魂の伴侶です。依存しあうのではなく、家族もその人とともに苦難を乗り越え、自立に向かって努力することで達成感や自己成長につながります。私たちは、その人とその人を取り巻く人々を一体として、どんな状況におかれていてもその人が人生最後の時間であっても、常にその人らしい自立と成長を目指したケアを行います。

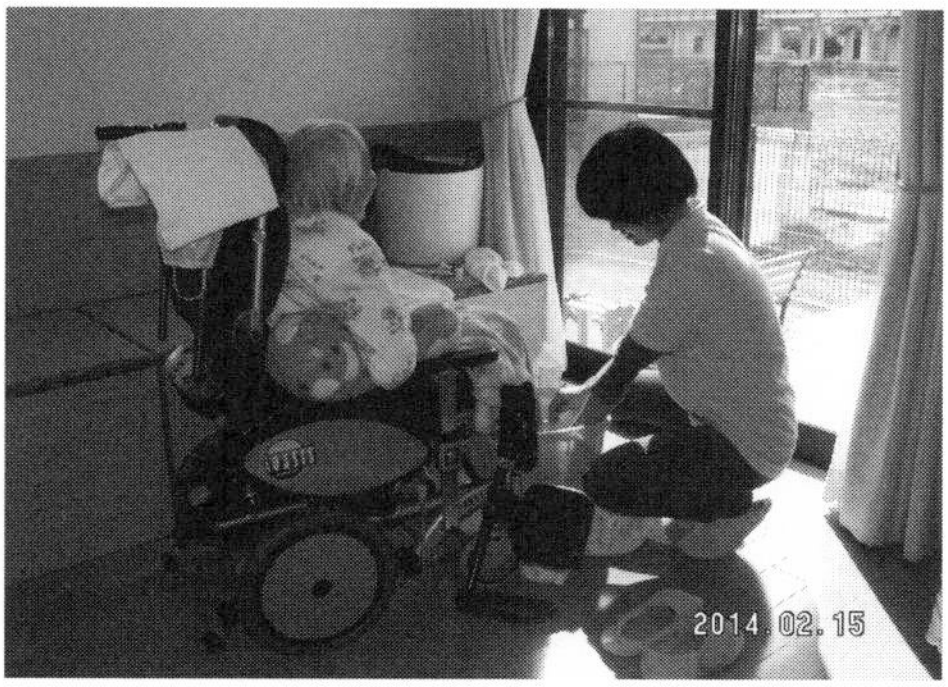

ひなたぼっこしながら足浴

ホームホスピスの基本理念とは別に、ひなた設立当初から大切にしている理念です。入職された方には、この理念の説明を念入りにします。この理念に基づいて、具体的にこんなふうにケアしてくださいと説明します。

例えば、身体を触る時、支える時には、やさしく手のひらで触れてください。触れただけでその人がやさしいかどうかを感じられますよ。ご家族が来られたら立ち上がって近づいて挨拶をしてください。これを説明しないと入職したてのスタッフは少し離れているからといって挨拶をしなかったり、座ったまま挨拶したりする人がほとんどでした。ご家族にとっても居心地の良い場所にするには、そういう一つひとつの行動が大切です。

お互いの「癒し」と「成長」も大切なキーワードです。「介護を受ける側はもちろん、介護する側もよかったと思えるケアをしましょう。介護する側が疲弊していては、良いケアはできませんよ」と説明します。

また、「相互関係の中で介護する側の成長はもちろんあります。しかし、受ける側も心身ともに成長される、より良い方向に変わっていかれることを諦めてはいけません。もう高齢だからどうしようもない、病気だから、障害があるから仕方ないと諦めずに、より良い方向を模索しながら、少しでも良い変化を楽しみましょう」と説明します。

●入居後の生活――ケア、希望をかなえる支援、看取り

ひなたの家で、どのような生活があり、理念を元にどんな支援をしてきたのか、そしてどんな看取りがあったのかについて、印象に強く残った方々を振り返りたいと思います。

命のバトン〈1〉・・・最期の時間をともに過ごす意味

俊晴さんは七十代男性で下咽頭がん、胃がん、食道がんもありました。認知症もあったために手術などの治療ができず気道の確保のために気管切開のみされて療養型病院に入院されていました。三人の子、娘さん

二人と息子さんはそれぞれ独立して別居されています。奥様と離別されてからは畑仕事をしながら一人暮らしでした。定年まで潜水艦を作る仕事をされていたそうで、とても几帳面なお父さんだったそうです。娘さんたちはお父さんのことが大好きで大切に思っておられて、最期を少しでも環境のよいところで過ごさせてあげたいといろいろな病院に相談し、ホームホスピスひなたの家に辿りつかれました。

俊晴さんは気管カニューレを挿入された上に咽頭がんによる圧迫で嚥下が困難でした。お茶やジュースを飲んだらほとんど気管切開孔から出てきてしまい、周囲の皮膚のただれがひどい状態でした。疼痛もあり、オピオイド（医療用麻薬）による疼痛コントロールが開始され、リンパ浮腫も観られ、余命二カ月と言われていました。気管カニューレに取り付ける人工鼻は、一日に何度も取り換えなければならないほど痰の量も多かったです。

歩行器歩行はできましたが、認知症のためたいてい場所がわからずトイレには付き添いが必要でした。トイレに行かれるのは一日三十回前後。認知症状でさっきトイレに行ったことを忘れてしまうのでした。食事はソフト食を自力で摂取されていました。

そんな状態でも俊晴さんはたいていは機嫌よく、穏やかで笑顔をよく見せてくださいました。娘さん息子さんはそれぞれの生活を維持しながら、代わる代わるお孫さんたちを連れて、一緒に食事をしたり散歩されたりしてひなたの家で過ごされました。お酒は量が過ぎるほど飲まれていたそうで、ご家族も希望されたのでノンアルコールのビールや酎ハイを一緒に飲まれました。水分はすべて気管切開孔から出てしまうので必ずとろみをつけていましたが、なぜかビールや酎ハイはとろみをつけなくても気管切開孔から流れ出ません

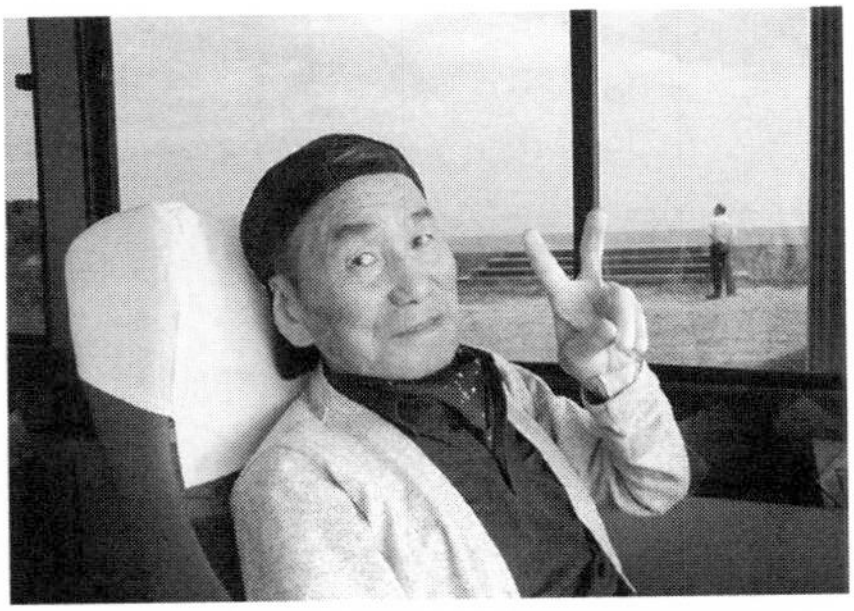

故郷の海を前に。観光バスの中の俊晴さん

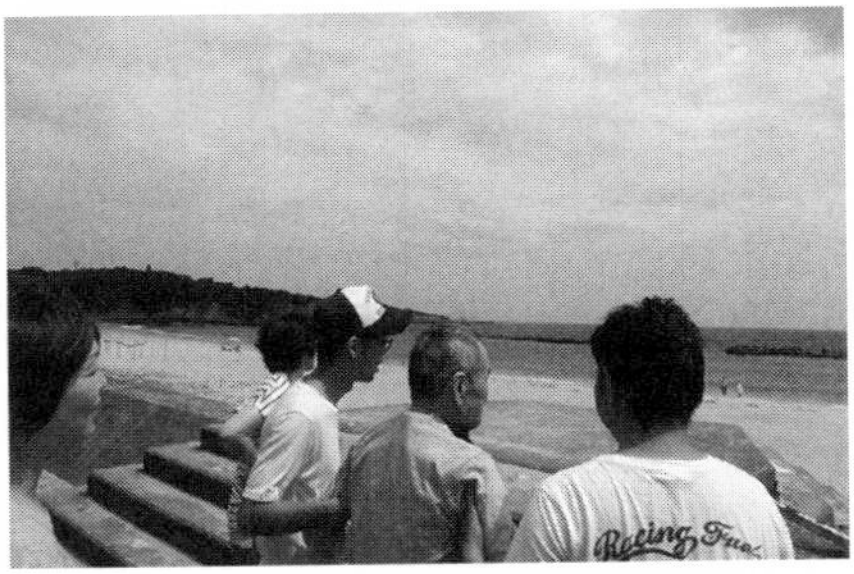

故郷の海を見ている俊晴さん

でした。

こんなことがありました。夜にいつものようにビールを飲んでいる俊晴さんが「ビールを一緒に飲もう」と自分が口を付けたビール缶を差し出すんです。「えー、それ飲みさし？」と思いながら、コップにそのビールを注いでもらい飲みました。ひなたは夜にリビングの電気を消すと、『銀河鉄道９９９』の景色のように真っ暗の中を電車が走る光景が見えます。俊晴さん、私、夜勤のスタッフ三人並んで、その景色を見ながら過ごした束の間の時間が忘れられません。にこにこしながら、ビールを飲んでいる姿は今も思い出します。

余命二カ月と言われていましたがすでに三カ月が経ったころ、根気強くケアを続けたことで、むしろいろいろな悪い症状、痛みや浮腫、特に痰の量が減ってきました。

その時期に、家族全員で俊晴さんの故郷である三重県の鳥羽に墓参りに行こうということになりました。初めは、介護タクシーでの計画で、八人しか乗れないので一緒に行く家族の人数を絞るしかありませんでした。そこで、なんとか家族全員で一緒に行く方法はないかと探し回りました。バスをレンタルして、スタッフの妹さんが大型の免許を持っているので運転手をお願いできないか。ボランティアに来ていただいている方が知り合いに観光バスの会社をしていると聞いて、夜に電話してお願いできないか。すると、その日の夜のうちに「観光バス一台、運転手付きで手配できたよ」と返事が来ました。家族に伝えると大喜び。俊晴さんの子ども、孫も勢ぞろいで出発されました。帰郷された先で、もう会えないと思っていたお兄様のご家族と食卓を囲まれ、懐かしい故郷の海をみんなで見てひと時を過ごされました。看護師一名が付き添ってご家族との時間を見守りました。

あるとき、娘さんたちが私のところに来られて、「お父さんに家のこととか亡くなった後のことをどうしてほしいかとか聞けていない、そんなこと聞いたらお父さんは落ち込むんじゃないかと思って聞けないんです」と相談を受けました。俊晴さんは認知症があり直近のことはすぐ忘れるといっても、その場その場の会話は筆談で成り立ち、娘さんたちのことを忘れたりはしていませんでした。そこで、「思い切って聞かれたらいいですよ。落ち込まれたら一緒に泣きましょう」と背中を押しました。その後、長女、次女、長男と三人そろってお父さんに直接聞かれました。すると俊晴さんは、筆談で「三人仲良く、喧嘩はしてもいい、ただし一日一回だけ、それ以上したらあほや、墓にはワンカップ供えてくれたらいい」と言われたと、泣きながら教えてくれました。あとは好きにしたらいいと、それだけだったそうです。その後、俊晴さんは何もなかったようにいつも通り笑顔で過ごされました。

俊晴さんは、娘さんやお孫さん達大勢に囲まれて、お別れの言葉を伝えながら泣いたり笑ったりする時間をともに過ごしたあと、息を引き取られました。食事が食べられなくなり、立ち上がれなくなっても、何度も何度もトイレに行こうと立ち上がろうとされ、息子さんが肩をかしてトイレまで連れていかれていました。

葬儀の際、息子さんが「父の何度も立ち上がろうとする姿をみて、自分も頑張らなければと思いました」とご挨拶されたのを聞いて、命のバトンは引き継がれたと感じました。

命のバトン〈2〉・・・これが私の逝き方

ご家族に囲まれて亡くなる方ばかりではありません。濱本さんは、田舎の名家に生まれ、高学歴で、八十歳を超えても編み物の先生をされて、長く一人暮らしをされてきた九十代の女性です。八十歳になってから乳がんが見つかり、治療を選ばれずに十年が経過していました。認知症はなく、最期まで金銭の管理もされていました。

ずっと通っていただいとうクリニックの前にある調剤薬局の方からひなたの家のパンフレットをもらってから、いつか行こうと一年以上カバンの中に持っておられたそうです。一五センチ大の開放創から大量出血した後に入院し、その入院中に、ここに連絡してほしいと言ってソーシャルワーカーから電話がかかってきたというご縁でした。

毎日三回のガーゼ交換で、止血剤と圧迫止血だけで生活する日々が続きました。一日二〇〇〜五〇〇グラムの出血がありました。トイレに行くときはなんともなかったのに出てきたら、パジャマの上下が血だらけということも度々ありました。また、止血できずに出血部位を二時間ほど圧迫し続け、それでも止まらずに救急車で病院に運んだのですが、結局、ひなたで圧迫止血した状態のままで何も処置されず、すぐに退院となったこともありました。

だいとうクリニックの在宅医療チームは薬剤師さんが訪問診療に付き添っていましたので、いろいろ考え特製の止血剤の混じった軟膏を作ってくださって、大出血が起こる回数は激減しました。

そんないつ大出血してもおかしくない状態でも、ご本人は外出や旅行を希望され、看護師が付き添って何度か旅行にも出かけられました。旅先で急変があったとき、近くの病院に駆け込んだときのために主治医の紹介状も一緒に持参していました。

最初は、伊勢神宮、次は出雲大社です。伊勢神宮には濱本さんと看護師二人。出雲大社には、姪御さんと友人の家族旅行に、看護師二人が付き添いました。

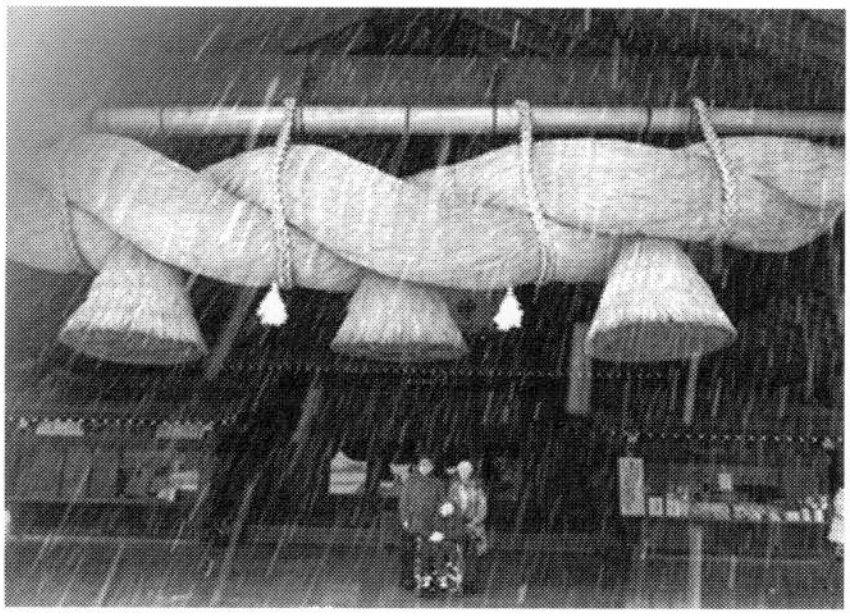

出雲大社を旅する濱本さん

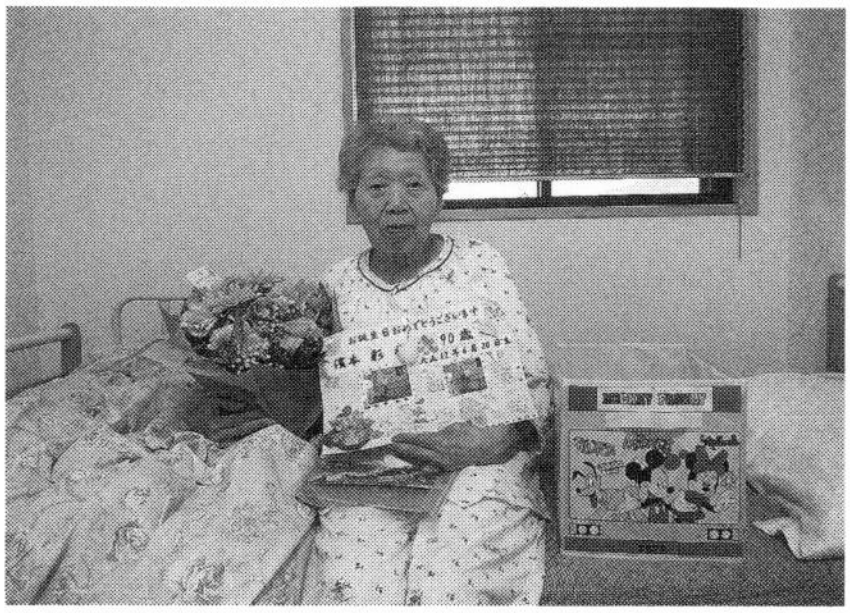

90 歳のお誕生日を迎えた濱本さん

看護師が二人付き添うのは、大出血しはじめたら、一人は圧迫止血で手を離せなくなり、その介助する者は必要ですし、交代で圧迫し続けることもあったからです。結局、旅先で大出血を起こすことはなく、いつもの一日三回のガーゼ交換だけですみました。とても楽しそうに温泉にも入られ、ご馳走を食べられました。出血が続いているのに、元気にしておられたのは、もりもり食事を食べてくださっていたからです。

しかし、約一年間ひなたの家で過ごされた

ころ、全身の黄染が観られるようになって、食事もできなくなりました。点滴などの治療は望まれませんでした。最後まで自分の意思をはっきり言われ、おむつは使いたくないとの希望通り、意識がなくなってもおむつに排泄されることはありませんでした。

看取りの際、ご親戚は間に合わず、スタッフだけでの看取りとなりました。別れを惜しむかのような最期の一呼吸をしたあと、口は開いたままになる方がほとんどです。しかし、濱本さんはきゅっと口を一文字に閉じて、皮膚の色が薄れても口を開くことはありませんでした。「これが私の逝き方よ」と言われたように感じました。

その生き方＝逝き方を私たちスタッフ一同は、心からリスペクトしています。

医療的ケアの必要な方とご家族の苦悩・・・ひなたの家でどう受け止めたのか

沢村さんは、六十代の男性です。筋萎縮性側索硬化症（以後ＡＬＳと略す）と診断されて一年で人工呼吸器装着となりました。沢村さんとの出会いは、まだ人工呼吸器を装着されず、自宅で奥様と娘さんたちの介護を受けて生活されていたときのことでした。

娘さんたちがひなたの家に相談に来られて、大変な在宅療養生活について話されました。気管切開からの吸引回数は頻回で、排尿は立ち上がらないと出ないというので、小柄な奥様たちが大柄な沢村さんを抱えて立たせたうえで排尿介助をされていました。身体を動かしてほしいなどのご本人の要求も多く、コールも頻回でした。家族は夜間のケアをしているので、せめて昼間は在宅サービスを利用して家族は休息をとりたいところです。しかし、サービスに入っている事業所に親身になってもらえず、むしろ誠実さにも欠ける冷たい対応をされていて、信頼できないと感じておられました。具体的にどんな対応だったのかをうかがいましたが、ここでは記載できないくらいの対応です。結局、ご家族は昼夜を問わず気が抜けない。そんな日々を送っておられたのです。相談を受けて、何かひなたで支援できることがないかを考えていた矢先、呼吸状態が悪くなり救急車で病院に運ばれて、人工呼吸器装着となりました。

病院に入院されている間に、ご家族やケアマネージャーと退院後の生活について話し合いました。ご家族は自宅での療養継続と、サービス（看護・介護）事業所の変更を希望されました。しかし、退院してすぐ、全ての事業所を変えるのはご家族の負担も大きく、デメリットが多いと予想できたので、一旦ひなたの家に一カ月程度入居して体制を整えることになりました。

沢村さんが退院された日から、怒濤のような毎日になりました。喀痰の吸引は一日三十回前後、排尿は十回前後、胃ろうからの注入一日三回、それ以外にも「あたま動かして」、「からだ痒い」、「足痛い」、「もんでほしい」など、何度も「伝の心」というコミュニケーションツールを使っての訴えが続きました。何より沢村さんは夜間もほとんど寝ていないという現実を退院して初めて知ったのです。こんな状態なのに在宅で過ごせるなんて考えられない。もし自宅に帰っていたなら家族は倒れてしまっただろう。そんな予測がつくのに、それでも治療がなければ、病院は退院させるのだなと思いました。病

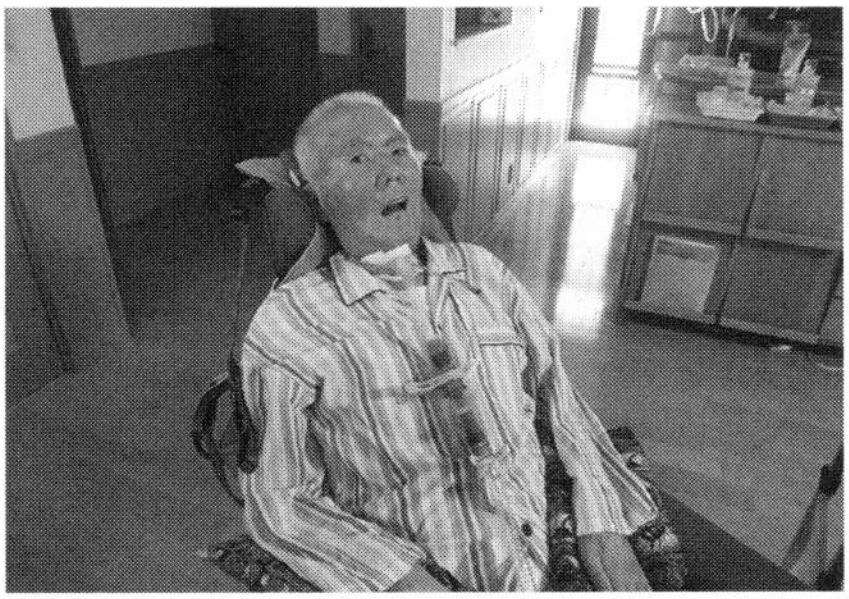

ひなたの家で。沢村さん

院でもナースコールが多く困っておられたことは容易に想像がつきました。一番困っていた、つらかったのは沢村さん本人なのに。

沢村さんは、筋力低下をきたしてからＡＬＳと診断され、その病名を受け止める時間もないままに、人工呼吸器装着まで至ったのです。これまでの自宅での生活、そして入院生活でも不安や恐怖を緩和するのではなく、次々と叩きつけられる現実に立ち向かう、適応することを求められ続けたのです。不安と闘いながら眠れない毎日を過ごしておられたと思います。ご家族も同じでした。

まず、夜は眠れるように、そして、生活を整えて安心していただくことを目標にして、スタッフみんなで精いっぱい頑張りました。何度も話し合い、試行錯誤しながら、ご本人や家族とも話し合いを重ねました。他の入居者さんのケアに影響がないように、スタッフの不安をできるだけ軽くするように、必死だった痕跡が記録に残っています。

スタッフの不安

沢村さんは「〇〇さん、もう来ないで」と「伝の心」（身体の一部をわずかに動かし操作することで、自分の気持ちを伝えることができる、四肢麻痺で発話が困難な重度身体障害者を対象にした意思伝達装置）を使ってスタッフを名指しで拒否されることもありました。何かあると「金居さん、呼んで」と「伝の心」で書かれることが多く、金居がずっと付きっきりになることは再三でした。その当時、ひなたの家は一軒で一人夜勤でしたので、拒否されてしまうと、そのスタッフは夜勤ができないか、そのスタッフの時だけ二人夜勤にしなくてはならなくなります。もちろん、そう言われるからには理由があるので、「スタッフの態度やケアの仕方を改めますから」と、ご本人と家族と何度も話し合いました。どこがいけないのかを伝えていただくことは、スタッフの成長のきっかけになります。しかし、スタッフはそれなりに傷つきます。

当時を振り返ったスタッフは「特に夜勤が怖かった。金居さん呼んでって言われたら、明らかに目つきが変わるのが。どうすれば受け入れてもらえるんだろうと。でも、受け入れてもらったとき、ありがとうと『伝の心』で打ってもらったときは本当にうれしかった」と言います。傷ついただけで終わりにせずに前を向けるように何度もスタッフと話をしたり、一緒にケアをして、沢村さんが微笑んだ時に「今、笑ったよね」と一緒にその場で過ごすように関わりました。怖さで強《こわ》ばった表情をしていた自分が、一緒に過ごして微笑んでいる自分に変わって、ケアも少しずつできるようになっていく。そんなスタッフの変化や受け入れてもらえた時の喜びを共有するようにしました。

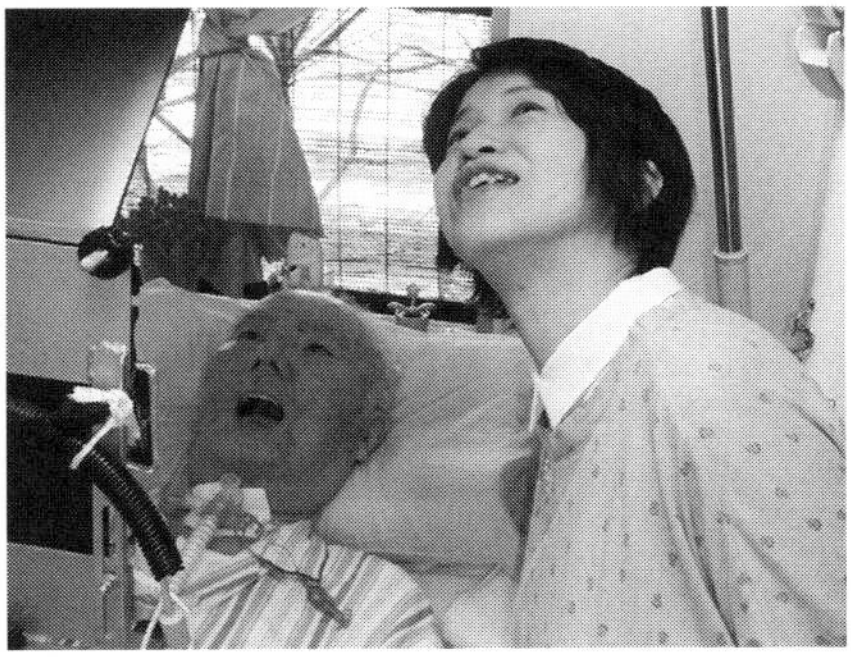

「伝の心」でお話しを

気持ちを安定させ、夜間に眠れるような薬もなかなか効果はありませんでした。あの手この手と薬を変えてもらってなんとか効果が出始めるのに一カ月が過ぎていました。しかし、口や気管切開孔から流れ出る唾液の量は多量で、肺気腫もあり、喀痰の吸引回数は一日三十回前後の状態は続いていました。また、気管切開孔は二十四時間持続的な吸引が必要で、体位を変えるたびに、吸引チューブの位置とともに「伝の心」の位置の設定も必要で、スタッフ一人がほとんど付きっきりでした。

希望される自宅療養はまだまだ難しいと判断し、ご家族にも説明しました。さてどうするかと考え、調べた結果、喉頭を摘出し気管と食道を分離して、唾液が気管に流れ込まないようにするという選択肢がありました。また、そうすることで、何か少しでも口で味わえる可能性もあります。医師と相談し、ご家族と本人にも説明し、一緒に考え決断し、二〇一五年十月十三日、喉頭全摘気管食道分離術が行われました。ひなたの介護スタッフは、目の訴えだけで沢村さんが何を言おうとしているのかコミュニケーションできるようになっていたので、入院中はひなたの介護スタッフが日中付き添うようにしました。その手術を無事終えて帰ってこられた時点ですでにひなたに入居されてから半年以上の月日が経っていました。

その長い時間に、ご家族の生活は変化しました。娘さんは職に就かれ、ご家族だけで必死で闘っていたときとは違って、自分たちの心身も生活も守らないといけないという気持ちになっておられました。それはひなたのスタッフ、そして医師との信頼関係が深まった結果でもあります。ご家族で相談し、沢村さんを自宅に迎えるのではなく、ひなたの家で引き続き過ごさせてほしいという結論を出されました。

生活を支える、ともに苦難を乗り越える

沢村さんは、二〇一五年三月二十六日に入居されてから二〇二一年五月一日、逝去された日まで、六年一カ月をひなたの家で生活されました。良いことも悪いことも、ご家族とともに一緒に乗り越えた生活を振り返ってみたいと思います。

気管食道分離術を受けてから、気管切開孔からの唾液の流出は止まり、二十四時間の持続吸引は必要なくなりました。そして何より気管と食道を分離したので誤嚥の危険性がなくなり、口から少しは食べられるようになったのです。手術の傷が完全によくなった十一月頃から、何を食べてもよいという許可をもらって、アイスクリームやゼリー、コーヒー、ジュース、味噌汁、ワインなどを数口ずつ味わうことができました。美味しいものを少しでも食べてほしいというご家族の願いは届いたことになります。

二〇一六年八月三日、自宅に帰る初めての外出。翌年の二〇一七年三月からは、週に一回自宅に外出されるようになりました。二〇一七年二月十四日には、ご家族とともにプラネタリウムに外出され、五月三十一日にはご家族主催の結婚記念日パーティにも出席されました。また、演歌歌手の中村美律子さんの大ファンでしたので、近くにコンサートに来られた際には花束を持って参加されました。いずれの外出もスタッフの同行介助をしています。

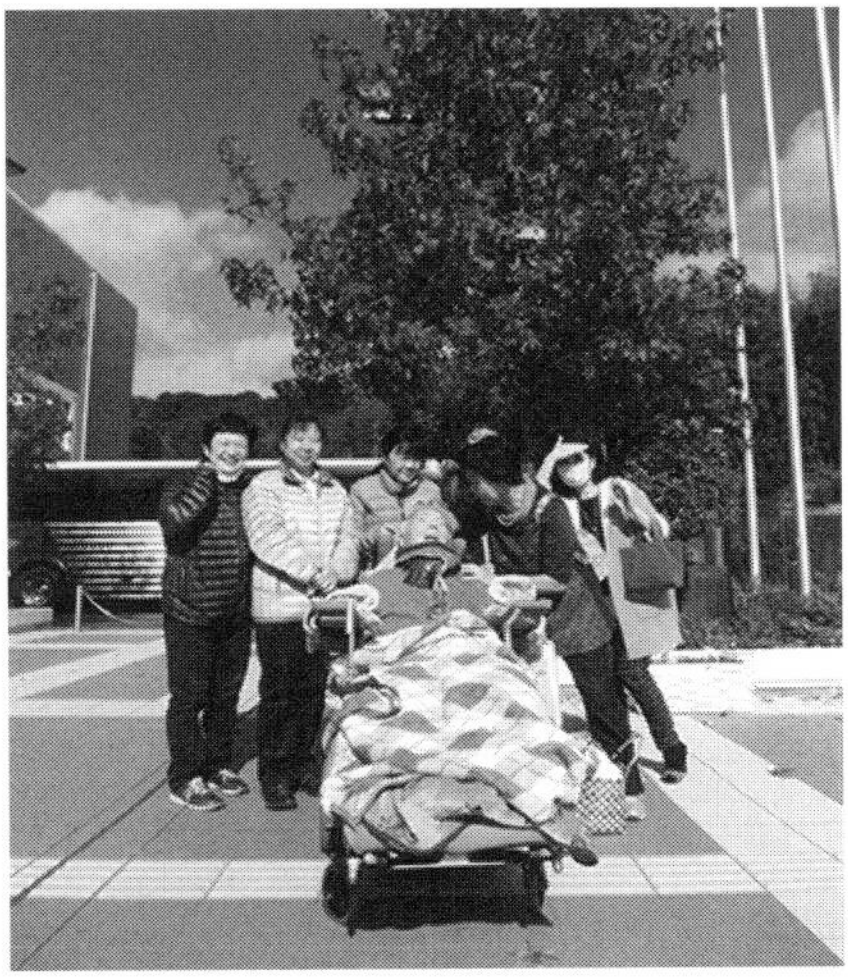

ご家族、スタッフとプラネタリウムに

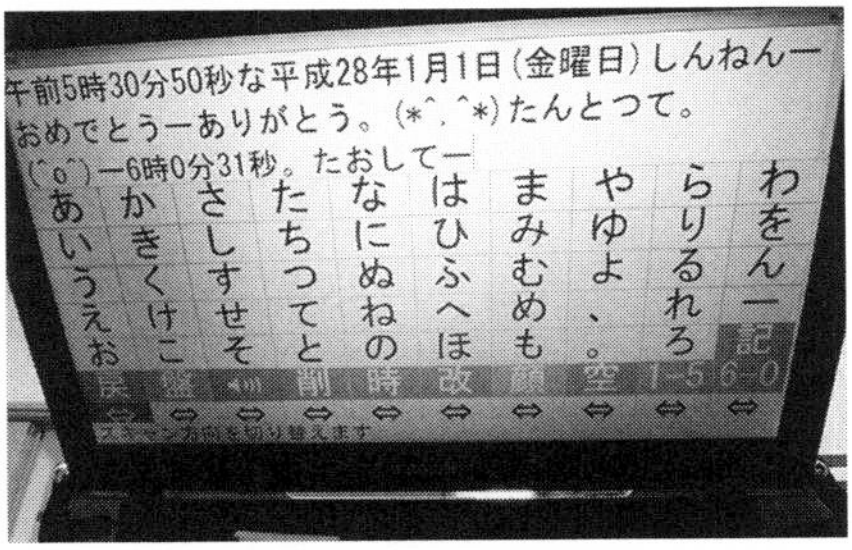

沢村さんの意思を伝える「伝の心」の画面

コミュニケーションツールとしては、「伝の心」を使用されていました。これは、五十音表の文字の上をポイントが動いて、

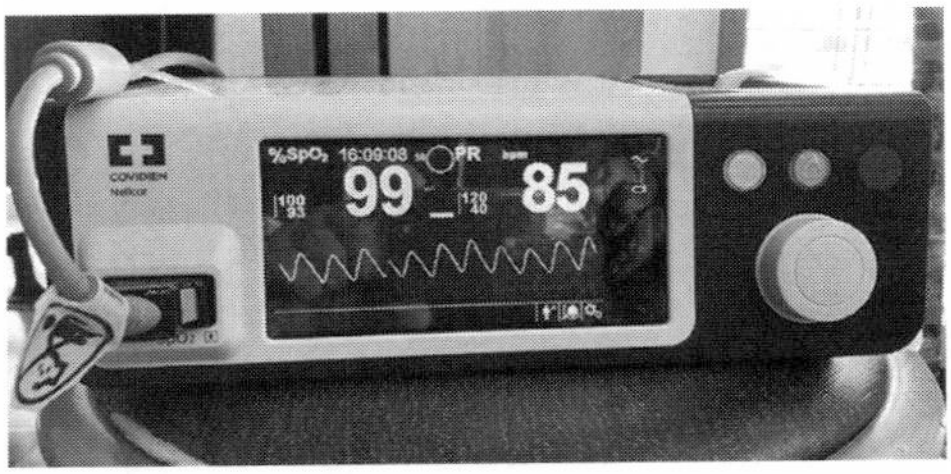

沢村さんの気持ちが伝わるパルスオキシメーター

自分が打ちたい文字の上に来たら、クリックするしくみになっています。クリックした文字が一文字一文字打たれて文章になります。そのクリックの仕方は、残っている身体の動く部分を使いますので、病状の進行に従って変わっていきました。最初は、手のひらにバルーンを持って握るタイプ。次に手を置いて押すタイプなどです。ご家族は、使いにくくなるたびに他のコミュニケーションツールを探して試してみたいと言われました。レッツチャット、オリヒメ、マイトビーなどです。なんとか、沢村さんとコミュニケーションをとりたい、沢村さんの意思表示をさせてあげたいという切実な気持ちを感じました。しかし、その希望もかなわなくなり最終的には、まぶたや眼球の動きでＹＥＳ、ＮＯを表現するのみとなっていきました。

　コールボタンも、最初は「伝の心」に連動したコールを使われていました。徐々に単純に押すタイプのコールになり、とうとうコールもできなくなった時にはパルスオキシメーターという脈拍と酸素飽和度を測定する機械がコール代わりになりました。排尿した時、息苦しい時、誰かに来てほしい時には脈拍が上がったり、酸素飽和度が下がったりするのでそれをキャッチしたスタッフが訪室し、「おしっこですか」、「痰ですか」、「どこか痛いですか」など考えられる質問をしてわずかに動く瞼や視線で訴えを理解して対応するようになりました。まるで、そのパルスオキシメーターは沢村さんの気持ちを表しているように感じたものです。

　気管カニューレからの吸引回数は相変わらず二十～三十回、調子の悪い時は四十回以上になる時もありました。もともとヘビースモーカーで肺気腫の既往もあったため、これぱかりはどうしようもありません。発熱があり、痰の量が増えたり色が黄色くなったりすると抗生物質を使う。その繰り返しでした。

医師交代

二〇一八年九月発熱と黄疸出現、胆嚢炎と診断。この時は抗生物質の点滴と絶食で回復しました。十一月にも再発、この際、一時的にショック状態となり生命の危機に陥りました。検査に行った病院で担当医師からは、このまま病院に入院するよう勧められました。しかし、ご本人と家族はこれも強く拒まれました。なぜなのか。それは、入院すると沢村さんは相当つらい思いをする。それだけの理由です。コールを押してもなかなか来てもらえない。痰の吸引も沢村さんが求めるようにはしてもらえない。意思が伝わらない。その現実を今までの経験からよくわかっておられました。ひなたの家でできる限りのことをしてほしい。点滴だけならひなたの家でもできる、と。医師は「連れて帰ったら命にかかわる」と強い口調で言われました。命がないとしても、つらい思いをするくらいなら、ひなたの家に連れて帰りたい。ご家族の願いと強いパターナリズム的な医師の間は平行線で軋轢《あつれき》が生まれました。いわゆる押し問答の両者の間に割って入ったのは、その場に居た中田でした。本来ならここで、ご家族に先生の言う通り入院したほうがよいと言うのがほとんどの看護師だろうと思います。中田は医師に向かって、「患者や家族にそんな脅すような言い方をせずに、ご本人と家族の願いをきいてほしい」と言いました。結局、押し切ってひなたの家に帰って来られました。

沢村さんは胆嚢炎の合併症として低血圧、低血糖も起こしていました。呼吸や血圧の観察、持続点滴の管理とともに、血糖値を測定し指示を受け対応する。そんな一週間を送りはじめてすぐに、不安を募らせたご家族から医師交代の相談がありました。

沢村さんはひなたの家に入居した際は、藤本医師の担当でしたが、二〇一八年四月藤本医師の転勤によって同じ病院の違う医師に交代になっていました。強い口調で言われたその医師の言葉に傷つき不信感を募らせたのです。一番の心配は、これから起きてくるさまざまの状況にもベストを尽くしてもらえないのではないかという点でした。ご家族の不安はもっともでしたが、その医師はひなたの家に帰ってからもできる範囲でベストを尽くしてくださっていたと思います。

しかし、こんな不信感を持ったまま、沢村さんがお亡くなりになったとしたら、きっとご家族は悔やまれるだろう。そう思えたので担当医師の交代に協力しようと思いました。担当医師を断るにしても、続けて担当してくださる医師がいなければ断ることはできません。藤本先生は当時、姫路市の西部の網干地区の姫路医療生活協同組合ヘルスコープあぼし診療所に所長として赴任しておられ距離的に頼めない、この全身状態のままで引き受けてくれる在宅医がおられるだろうかと悩みました。ふと、他の訪問看護ステーションの管理者さんが新しくクリニックを開業されたばかりの医師のことを「在宅にも力を入れておられて、なかなか情のあるいい先生よ」と言われていたのを思い出し、すぐに、そのクリニックに電話して事情を話しました。その結果、この無理難題を二つ返事で引き受けてくださったのです。ご家族や私たちの気持ちに同情できなければ、通常は引き受けられない案件です。この先生は、沢村さんが亡くなった今もひなたの家の複数の住人を担当してくださっている上川竜生先生です。藤本先生の手から離れてしまって路頭に迷うと言っても過言ではないひなたの家としては、救世主のように感じたものです。

押し問答のあった一週間後、まだ絶食で点滴だけ、血糖値も落ち着くかどうかといった病状で上川先生にバトンタッチとなりました。そして、なんとか危機的状態から回復し、注入量の調節や血糖コントロールを受けながらの生活が始まりました。

CVポートの設置

沢村さんは翌年三月にも同じ症状を繰り返しました。胆嚢炎は、絶食にして抗生物質と水分や電解質が不足しないように持続的な点滴をします。ある夜、点滴が漏れて点滴の留置針を再挿入しなければならない状況になりました。見えない血管、指先にやっと触れる血管でした。点滴の留置針が入らなければ、もうあきらめなければならない現状も家族に連絡しました。夜中にもかかわらず、奥様と娘さんがひなたに駆けつけてこられており、必死の構えで待っておられました。何とか点滴の留置針が再挿入できたことをお伝えすると、「あー、これでまた頑張れる。ありがとう」と何度も言われてほっとしました。

この時だけでなく、このような出来事がじつは何度も起きていました。もともと血管が細く点滴が入りにくい状態でしたので、点滴の針が入らなくなれば命に直結します。そこで、ご家族や医師と相談して、二〇一九年四月にCVポートという心臓に近い太い血管にカテーテルを入れて、皮下に埋め込んでおく処置を受けることになりました。そこから点滴をすればよいので、沢村さんも何度も痛い思いをしなくてすみますし、太い血管に入っているので高カロリーの点滴ができます。ケアする側も、必死で血管を探して何度も入れなおしたり、点滴の入っているところを気にしながら衣服の着脱をしないですみます。結果的に、その後の沢村さんの生活の質（ＱＯＬ）は向上したと思います。

ただ、その処置を受けに行った病院の検査の結果、膀胱がんの再発を指摘されたのです。

ご家族は積極的治療を望まず、今後は膀胱内で出血の可能性があるとの説明を受けて帰って来られました。その後も、発熱や腹痛は繰り返し起こりました。その度に注入を中止し、点滴と抗生物質で治めました。唯一動かせる部位、コミュニケーション手段の要となっていた眼にも繰り返し炎症が起きました。「なんらかの理由で臥床状態が長い方は感染症との闘いです」と言われた在宅医がおられます。沢村さんも、肺炎、胆嚢炎、尿路感染、結膜炎と感染症で苦しまれました。

二〇二〇年一月初旬の発熱の時から、点滴は高カロリー輸液となり、少量の胃ろうからの注入と併用で、腹痛と発熱の状態を観ながらバランスを調整するようになりました。

そんな療養生活の中でも、沢村さんのためならなんでもする愛情あふれるご家族だからこそ乗り越えられ、お孫さんなど家族との時間を作って明るく過ごされたと思います。奥様をはじめとして、娘さんたちは常に沢村さんのことを考え、私たちの考えを上回る対応策を提案されました。

「よく眠れるように、落ち着くようにアロマを取り入れてはどうだろう」、「身体にいいと言われているスギナ茶を注入してあげたい」、「この枕がいいんじゃないか」などなど一緒に考えて取り入れていきました。奥様もほぼ毎日来られて、沢村さんに話しかけ、ケアをし、スタッフと談笑し、他の方のご家族とも仲良くなられました。「お父さんは大丈夫、強いんだから乗り越えられる」と励まし続けておられた姿をよく覚えています。

最期まで希望を持って・・・人工呼吸器をつけた方の看取り

高カロリー輸液の始まった二〇二〇年一月初旬から、胃ろうからの注入はポカリスエットだけを継続して栄養剤の注入を開始するチャンスがないくらい、胆嚢炎は悪くなっていました。三月からご家族の希望でスギナ茶のみとなり、五月からエレンタール、ツインラインと何か月もかけて徐々に注入開始し、一旦高カロリー輸液も止めることができました。しかし、十月に再発。この時も低血圧でショック状態となりました。これ以降は、胃ろうからの注入はご家族が希望されるスギナ茶やヨモギ茶、ブレンド茶、月のしずくなどの水分を少量ずつ注入するだけとなっています。

二〇二一年一月末には、バルーンカテーテルからの排尿が極端に少なくなりました。排尿がないのに点滴で身体の中に水分を入れると全身や心臓に負担になるので、その時から、高カロリー輸液の量も減らすしかなくなりました。四月十二日、胃ろうからの漏れがあり確認すると、コーヒー色の逆流があり消化管出血の可能性も出てきました。そのため、ご家族が毎日煎じて持ってこられていたお茶の注入も中止にしなくてはなりませんでした。二十九日には血圧が低下して、パルスオキシメーターは測定不能（血圧が低くなると指先まで血流が届きにくくなり測定ができなくなる）となりました。

沢村さんの気持ちや状態を表していたパルスオキシメーターを外すしかなくなった寂しさ、喪失感は家族にとっても私たちスタッフにとっても相当なものでした。その日から排尿は全くなくなり、五月一日に長女さんが傍で手を触って付き添われていた時にすっと様子が変わったそうです。呼ばれて駆けつけると心音は聞こえなくなっていました。恐らくその時に心臓が止まったのだと思います。人工呼吸器は、同じリズムで呼吸を繰り返しており、スースーという音だけ虚しく響いていました。医師に連絡し、死亡診断のあと人工呼吸器は取り外されました。医師の「お疲れさまでした」の声かけが本当に身に染みる、悲しい思いでした。

後に奥様は、「私たちはやり切りました。お父さんも生き抜いたんです。一緒にありがとう」と言われました。

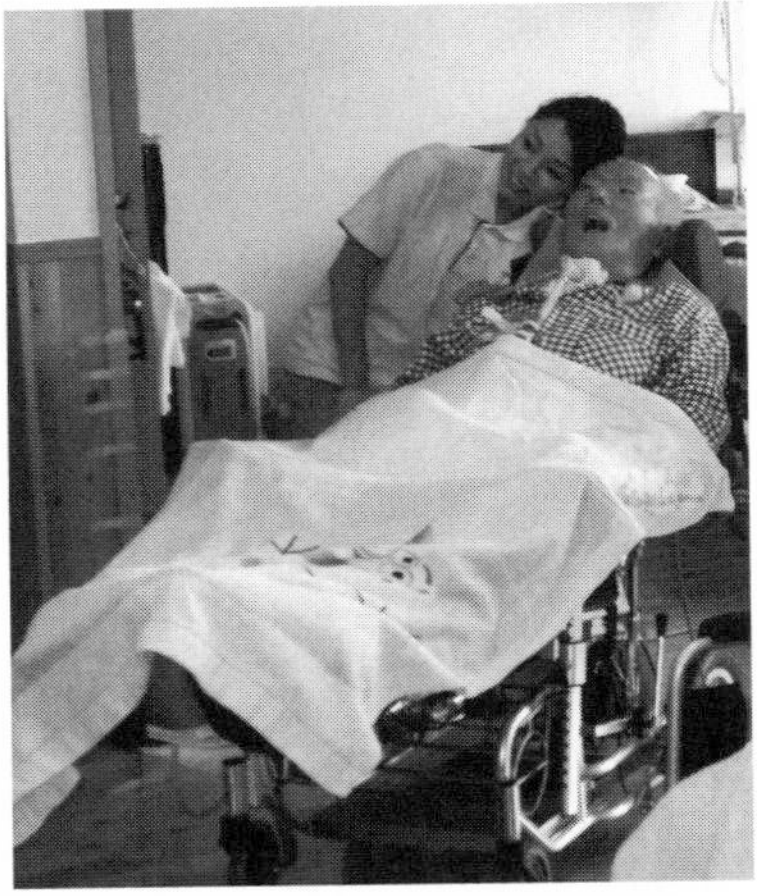

いつも一緒に過ごした沢村さん

沢村さんは人生の最期を、ご家族は沢村さんを支え続けて、精いっぱい「やり切られた」のだと思います。沢村さんとは開設十二年を経過したひなたの家の半分の六年を一緒に過ごしました。何度も打ちつける大きな波のような存在でした。その度にご家族と一緒に乗り越えて、ひなたのスタッフも大きく成長したと思います。どんなに医療依存度が高くても、最期の時間をともに精一杯生ききることで、残されたご家族や私たちにたくさんのプレゼント（生きる智慧）を残してくださったと思います。

ひなたの家では亡くなられたあと、いつも、ひなたで過ごされていた思い出の写真をアルバムにして家族にお渡ししています。沢村さんのアルバムも作成し、奥様にお渡ししました。その最後のページに沢村さんとそのご家族宛にお手紙を綴っています。

沢村様

平成二十七年三月二十六日、桜の咲くころにひなたの家に入居され、六年一カ月の年月を過ごされ、令和三年五月一日、娘様に身体をさすって頂きながら、そっと旅立たれていかれました。

入居されたころは、たくさんの機械に囲まれておられ、沢村様も不安な気持ちだったのが伝わってきました。私たちも初めての経験なので沢村様のケアを一生懸命覚え、そして少しでも安心して頂けるように誠心誠意、心を込めてケアに入らせて頂きました。

伝の心の「ありがとー(*^_^*)」と書いて頂いた時は本当に嬉しかったです。

コミュニケーションツールが伝の心から目の合図になり、沢村様にとっても不安なお気持ちであったと思います。そんな中でも沢村様の「目力」は存分に発揮されていました。

楽しい時、嬉しい時、つらい時、悲しい時、私たちはいつも一緒でした。沢村様の思いを汲み取り、沢村様の表情を見ながら、ご家族とともに寄り添わせて頂きました。

いつも笑顔で「お父さん来たよー」と明るく話しかけられる奥様、私達に必ず「ありがとうなー」とケアの度に声を掛けて下さる、こちらこそありがとうございます。そして、美人で優しくてお父さん思いの二人の娘様、いつもスタッフに労りの言葉を掛けて下さりありがとうございました。

沢村様にとって目の中に入れても痛くない程可愛い二人のお孫さん。ここのところお兄ちゃんの成長の早さに驚いていています。作文や絵に込められた優しい気持ち、そして何よりも家族の為に悲しんで思いきり泣いている姿、素直できれいな心に心打たれ感動致しました。

我々スタッフは沢村様からたくさんの気付き、学びを頂きました。「生きる」ことの意味。実に大きな仕事をひなたの家でされたように思います。こんなに生きることに対して頑張り抜くことができるんだ。話すことも、指一本動かすことも出来ないけれど沢村様が示してくれた人の持つ計り知れない力を感じ、心動かされるものがたくさんありました。今年になり容態の思わしくない日が続くなか、最期まで「生きて　生きて　生き抜いて」下さいました。中村美律子さん（沢村さんが大好きな歌手）に守られていたかの様に、何度も危ない状態になりながらも乗り越えてこられました。

もうすぐ四十九日を迎えようとされています。我々スタッフは心にぽっかりと穴が空いたような。この穴を埋めるのには、だいぶ時間がかかりそうです。まだ沢村様がひなたにいらっしゃるような気がして……。いえ、きっと見守って下さっているのでしょう。今でも私たちの心の中に生きておられます。

家族の絆・・・いのちを生ききる選択

Ｈ・Ｔさんは、慢性関節リウマチのため手足が変形し、意識ははっきりしているけれど、痒いところも自分で掻けない状態で、三人の娘さんが協力して長女さんの自宅で介護をされていました。

「気管切開からの吸引もあったので、繁忙期（自営業で花を栽培されていた）には介護が難しく、病院や施設などの受け入れ先を探して試験的に入ってみたんですけど、どこに行っても一日目の夜には、母が迎えに来てほしいと言っていると電話がかかってきて、何度も迎えに行ったんです」と言われていたのを思い出します。Ｈ・Ｔさんは、妥協されずに「嫌なものは嫌」という性格だったようです。

ひなたの家に姉妹が見学に来られた時には、春の繁忙期だけでも入居できるように準備をしていきたいと希望されたので、訪問看護で自宅にうかがうことから始まり、その中で信頼関係を築いていきました。

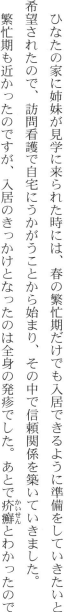

繁忙期も近かったのですが、入居のきっかけとなったのは全身の発疹でした。あとで疥癬《かいせん》とわかったのですが、強い痒みが続き、自宅での介護も限界になっていました。ひなたの家に入居された日の夜、やはり、「家に帰りたい。電話して」と言われました。そう言われて、中田は長女さんに電話をかけました。長女さんが必死で、電話口で本人に話しかけておられるのが聞こえました。そのあと、中田から長女さんには「大丈夫ですよ。このままひなたで過ごしていただきますね。安心してください」と言って電話を切りました。

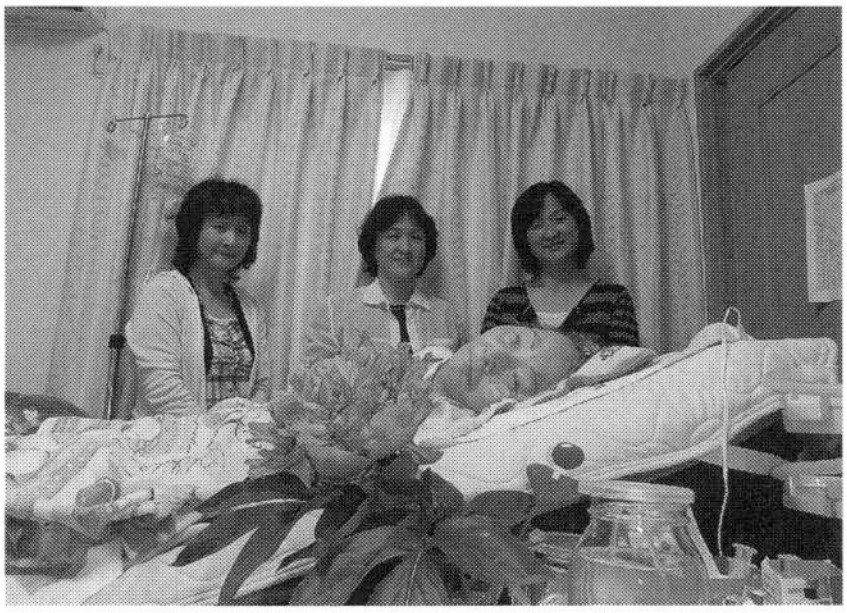
誕生日のＨ・Ｔさん

Ｈ・Ｔさんはしばらく不服そうな表情をしておられましたが、そばでいろいろ話しかけ続けました。「これからも一緒にここで過ごしましょう。私はちょうどこの二階に住んでいるんですよ（私は入居されたときにはいつもこんな話をしています）」と話しかけているとなんとなく表情が緩んだのを思い出します。

それからは、「電話して」と言われることはありましたが、「家に帰りたい」とは言われなくなっていました。長女さんも家に帰ってこなかったのはひなたの家が初めてかもしれないと言われていました。ご家族との相談の結果、そのままひなたの家で生活することになりました。

ひなたの家で誕生日を二回迎えられ、その時にご家族やスタッフとお祝いをしている写真もたくさんあります。大好きな犬と過ごしたり、お孫さんが

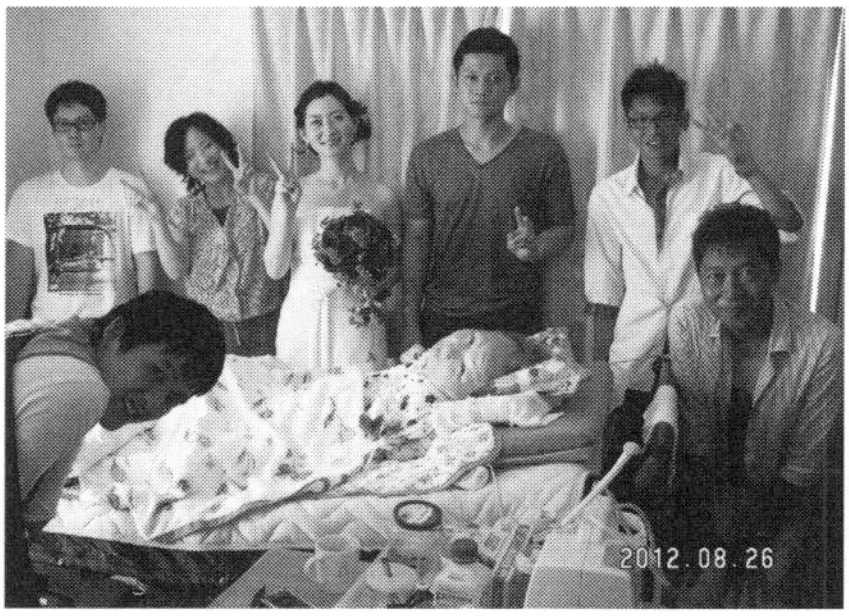

ウエディングドレスをきたお孫さんと

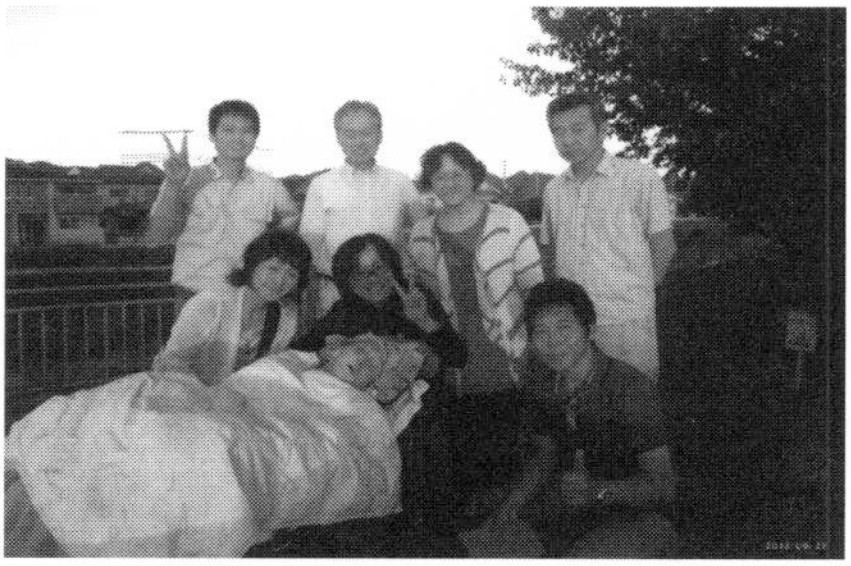

夕陽の中で。H・Tさん

結婚式のあと、その足でウエディングドレス姿を見せにきてくださったり、ご家族の介助で車椅子に乗って温泉やカラオケ・コンサートに行ったりして積極的に時間を過ごされました。

「女手ひとつで、私たちを育ててくれた。お母さんに感謝している。お母さんのためならなんでもしたい」と言われて、三姉妹のお母さんに対する愛情の深さにとても感動しました。

最期の日の朝、娘さんたちの介助で大好きなお風呂に入り、旅立つ直前だとわかっていながら、夕日がきれいだからと集まった家族とともに見に行くことになり、車椅子に乗って外に出て一緒に写真を撮られました。しっかり目を開けて夕日を見ようとされたそうです。夕日が沈むのと同時に息を引き取られ、その直後、「町内放送で『赤とんぼ』が流れたんです」と教えてくださいました。私は訪問に出ていてその場に立ち会えませんでしたが、その時のスタッフがよく対応してくれたととても嬉しく感じ、その場に立ち会えたスタッフが羨ましくも思えました。

平成二十七年六月、姫路でホームホスピス関西支部の研修会を開催した折、遺族の代表としてH・Tさんの娘さんたち三人に、遺族の立場からお母さんを看取った体験を話していただきました。私たちには、一部しか見えなかった、お母さんの病いをめぐる姉妹の葛藤や、その都度H・Tさんの意思を尊重されてきたことを知り、お元気なころのH・Tさんのお人柄にも触れることができました。研修会では、三姉妹がリレー形式で時間を追って話してくださいました。その一部を紹介します。

私たちの母・Hは十八歳でリウマチを発症し、その後結婚。出産するたびにリウマチは悪化し、三女出産ののち悪性関節リウマチになり、痛みや発熱など様々な症状に苦しむようになりました。そんな母と娘三人を残して、父が三十四歳の時に事故で急死。当時、九歳、七歳、そして一番下の妹は三歳になったばかりでした。ある日、母が私たちに向かって、「今から揖保川に行って、みんなで死ぬか」というのを聞いて、「死ぬ」という言葉が怖くて「いやや、死なへん」と言ったことを覚えています。そんなこともあって、私たちは病気で苦しむ母を助けなければいけないという自覚を早くから持つようになりました。

次女は、結婚以来二十七年、母と暮らしましたが、何事にも几帳面な母と口喧嘩になることがよくあったと言います。母の病状はゆっくりと進行し、入院・手術を度重ねるうちに、顔の汗を拭うことも、ナースコールのボタンを押すことさえできなくなりました。完全看護の病院にいても、二十四時間だれかが付き添わなければならないような状態で、姉妹は交替で泊り込みました。

介護保険制度が始まると、ヘルパーさんが来てくれたり、母自身もがんばって週一回デイケアに通ったりするようになりました。しかし、肺機能の低下、嚥下障害などがある母は、七十四歳の時、食べ物を喉に詰まらせて緊急入院。一時は呼吸停止となり、人工呼吸器でなんとか生き延びましたが、呼吸器を外したあと、気管切開をしてカニューレを入れないといけなくなりました。

私たちは、母が不自由な体の上に声までも失うことになってもいいのかと散々迷い、それぞれの家族とも話し合いました。それでも結論は出ず、結局、母に直接尋ねることになったのですが、母は気管切開をすると明確に意思表示をしてくれました。そして、術後も前向きに機能訓練に取り組み、その姿に私たちは感動しました。

退院後、母は長女がひきとって自宅療養をすることになりました。長女の家には、要介護四の義母がいましたが、家族は快く母を引き取り、介護の手伝いをしてくれました。また、次女は毎日通ってケアの手伝いをし、大阪に住む三女は毎週通って手伝ってくれました。しかし、義母を見ながら母の食事介助をはじめ生活のケアをすることは、大きな負担になっていきました。特に、夜間の吸引は一時間おきということもあり、徐々に無理が重なっていきました。

母自身も徐々に弱っていき頻繁に熱を出すようになり、ついには重い皮膚病にかかってしまい、長女も自宅介護を諦めざるを得なくなり、平成二十四年五月、ひなたの家にお世話になることになりました。

「ひなた」に入居した母は、着替えや入浴をこまめにしてもらい、いつ行っても石鹸の匂いがする清潔で快適な状態が保たれていました。姉二人は交互に毎日「ひなた」に通い、三女も大阪から毎週通い、母のケアを手伝いました。しかし、年が明けると食事を摂れなくなり、私たちはそこでもう一度、母に経管栄養をするか否かを考えなければならなくなりました。母に少しでも長く生きてほしい、だけど、苦しめたくない。そして、私たちはもう一度母に尋ねました。「お母さん、今、栄養状態がすごく悪くなっているけど、経管栄養にして、栄養が摂れるようにする？」。母はしばらく考えて、大きく頷きました。私たちは思わず歓声をあげ、そばで見守っていてくれた「ひなた」のスタッフさんも声をあげて喜んでくれました。自分で自分のことを決める、母は何にも負けない強さを見せてくれ、私たちはその勇気に心打たれました。

母は経管栄養になりましたが、私たちは、時には温泉を予約して連れて行ったり、演奏会に行ったりすることができ、母の七十四回目の誕生日には、家族が集いギターやハーモニカの演奏を聞いたり、歌をうたったりと賑やかな誕生会を開いてもらうこともできました。

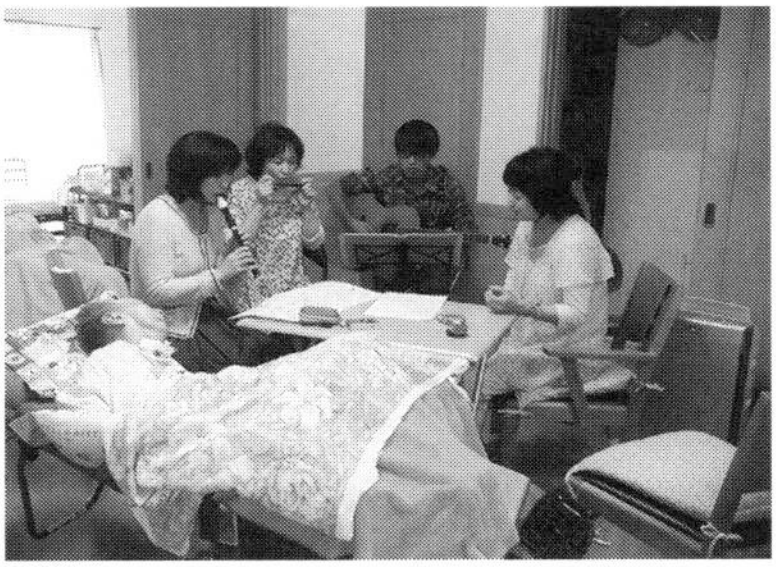

H・Tさんの誕生日の演奏会

夏になると母は、栄養も受け付けなくなりました。血圧も下がっていきました。私たちもお別れが近いことがわかりました。

九月二十六日の夜、私たち姉妹は「ひなた」の母の部屋で四人一緒に過ごしました。不安はあっても四人でいることがとても心強く感じ、穏やかで幸せで、不思議な感覚でした。そして、いつもと変わりない朝を迎え、「お風呂に入ろうか」と言うと、母は目を大きく見開いて、「入る」と合図してくれたので、三人で母をお風呂に入れてきれいに洗ってあげました。

その日は残暑が残る暑い日でしたので、「夕方になったら、夕日をみたいね」と言い、姉妹の夫や子どもたちが次々と訪ねてきてくれました。夕方、「散歩に出かけようか」と声をかけると、母は大きく目を見開いて、全身で「いく」と合図をしてくれました。そして、夕日の沈むなか「ひなた」の前を流れる川沿いに散歩に出ると、母は、しっかりと夕日をみてから、私たち、そしてスタッフの皆さんの顔を一人ずつ見つめて、納得したかのように瞼を静かに閉じました。

亡くなったすぐ後、どこからか「赤とんぼ」が流れてきました。「赤とんぼ」は父と暮らした竜野市の歌です。父が迎えに来てくれたと思いました。

私たちは三姉妹であったこと、家族が協力してくれたこと、そして「ひなた」の皆さんのおかげで、母に寄り添い、家族一緒に母の死を迎えることができました。

植物が枯れていくように、人の命の尽きる時をちゃんと見極め、家族に教えてくれたひなたの人たち、そして、身をもって私たちに人が生きること、死はその延長にすぎないことを教えてくれた母に「ありがとう」と言いたいと思います。

この研修会での発表から、H・Tさんは人生の中で、何度も選択を迫られ、家族の愛情という絆で乗り越えられたのだと思いました。与えられたいのちを生ききる、そしてどう生ききるのかも選択されたから、夕焼けを見ながらの看取りという偉業ともいえる最期に辿り着いたのかもしれないと思います。

重たい決断・・・愛を感じて看取る

和美さんはずっと銀行員（今の三井住友）として定年まで勤めたキャリアウーマンだったそうです。二人の子どもが独立した後は一人暮らし、七十八歳でパーキンソン病と認知症で長くグループホームなどに入所されていました。

誤嚥性肺炎のため病院に入院。嚥下障害があり、最初のころしばらく絶食だった期間に、パーキンソン病の薬が入っていなかったためか、あっという間に寝たきりになり、床ずれまでできてしまっていました。経鼻経管栄養も十分な説明もないままに開始になっており、それからは拘束されていました。ご長男はそんな母親をみるのがつらく悩んでいる時に同僚からひなたの家を紹介されて飛び込むように相談に来られました。相談に来られた時、男泣きしながら「自分が介護もできないのに、人に任せて母の延命処置を望むなんて無責任だと思う」と言われた言葉が心に残っています。

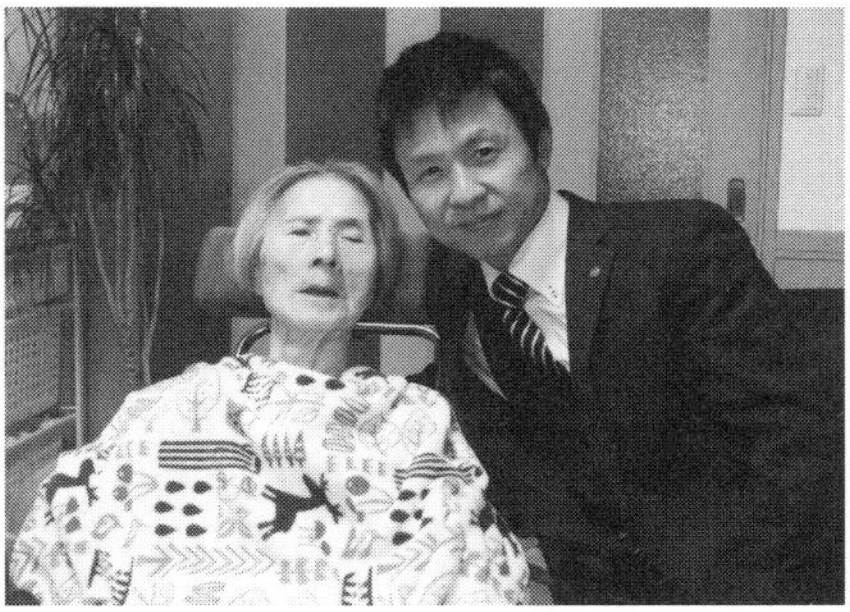

和美さんと息子さん

「経管栄養などの延命処置を行わず、自然な看取りをしたい」と入居を希望され、「一月九日に主治医から病状説明があるので、できるだけ早く入居したいので連絡する」と言われましたが、その後二日間連絡がありませんでした。あとで聞いたところ「ずっと、どうしようか悩んだ、決断ができなかった」と言われました。

決断された際、ご長男さんは「はじめは車椅子で入院したのに、二日目には寝たきりとなり経管栄養が始まった。納得ができずずっと迷っていた。やはり、母のつらく苦しい時間を引き延ばすだけだと考えた。いろいろな人に相談したが最終的には自分で決めないとならない。決断しなければならない時期が近づくから朝が怖くて眠れずに過ごしてきた。その結果、ここに辿り着いたのでもう迷いはない」と言われました。

平成二十八年一月十二日、病院でお会いした時は、両手を抑制されている姿でした。「お待ちしていますよ」とお伝えすると「お願いします」とか細い声で微笑みながら言われました。

一月十四日、入居されて胃管抜去、とろみ付きの水分一〇〇ミリリットルを経口摂取。「ちょっと」、「しんどくない」、「お腹すいた」などと発語があり、その後も「自分のことは自分でせなあかん、もう死にたいわ」、「味噌汁飲みたい。家に帰りたい、洗濯せなあかん」、「負けてたまるか、頑張るんや」など言われ、ある程度の会話は可能でした。その会話の中で「死にたくない」と一言だけ言われたことがありました。ご家族も迷って迷って決断されましたが、私も一時は経管栄養をして生きる道もありではないかという迷いもあったので、それを言われた時にどきっとした覚えがあります。認知症があったのでご自分の状態の理解もできず、自分で選択することもできずに今に至っておられる和美さん。和美さんのことを一番わかっておられる息子さんたちの決断を支えようと思いました。

少し会話し、少し水分やアイスなどを口にしながら、十五日間をご家族とともに過ごされました。一月二十三日、長男さんが和美さんが元気な時一人で住んでおられた自宅や墓参りにベネトン車（ひなたの車椅子用介護車の呼称、ご家族に貸し出し可能としている）で連れていかれました。「一人では大変でしょうからスタッフが付き添いましょうか」と声をかけましたが、「いや二人きりで行きたいんです」と言われたご長男のお母様への愛情の深さを感じました。

その後、経口摂取が難しくなり血圧も少しずつ低下、発語もなくなり声かけにかすかに目を開かれるくらいになりました。

一月二十六日、息子さんが「昔から仕事人間であり、とても厳しかった、泣き言は聞いてくれず、弱音を吐いてもきつく叱られた、仕事を辞めようとしたことがある。でも母親に止められて、あの時があったから今こうやって仕事を続けていられる」と話されました。「今日は帰って明日の仕事を優先します、きっとお母さんもそう思っていると思う」と言いながら、遅くまで付き添われていました。

一月二十七日は、息子さんと娘さん二人で泊られました。お二人が和美さんの思い出話を楽しそうに話されているのを、和美さんは聞いているような表情をされていたそうです。「母は父が亡くなった時も泣かなかったし、泣いている妹を叱ってね」と話されました。

お二人に見守られながら入浴された時のことです。途中、呼吸状態が変わって入浴を終えたあと、娘さんが「びっくりしたんですよ。入浴中に息が止まりそうになって、皆さんが最期のお風呂になるような雰囲気で盛り上がって（このとき娘さんはオーケストラの指揮者のように手を振りかざされ）私もあーこれで最後になるんだなーと涙があふれそうになっていたら、呼吸をし始めたんです。あれっとなって、これで予行演習になった、もうびっくりしませんよ」と大きな声で明るく身振り手振りをしながら話されたのです。娘さんは本当に素直に表現される方だと涙が出そうで、私はなぜか微笑んでしまったのを思い出します。

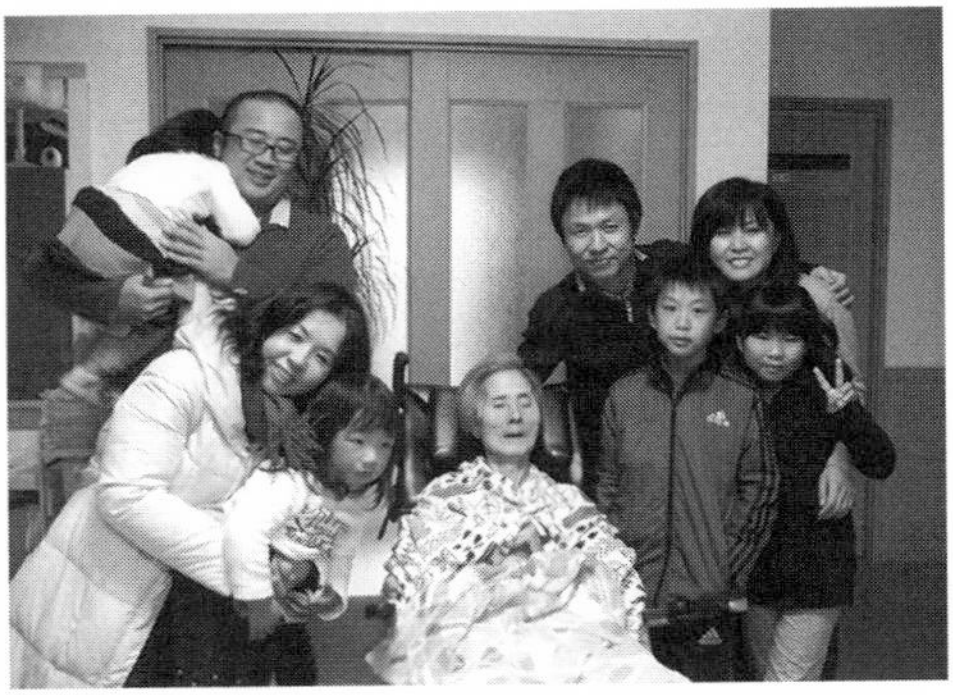
息子さん、娘さんのご家族と

一月二十八日も三人で過ごされています。妹さんは「三人で過ごすなんて何十年ぶり、こんなにゆっくりと兄と過ごすのは最後かもしれない、兄とゆっくり話して食事するなんて初めてかもしれない」と話されていました。これは、和美さんが二人のために作ってくださった時間かもしれませんと話したのを思い出します。

一月二十九日、この日、本当に最期の入浴をされ、夕方六時二十四分、兄妹お二人に見守られながら息を引き取られました。

私たちは四十九日を終えられたころに必ずお線香をあげに自宅に行かせていただき、ご家族と会い、気持ちをうかがうようにしています。その際、息子さんは「実は仕事の帰りにひなたの家の前に二回来たんです。やっぱり電気が消えていました。もう母はいないんだなと思った」と話してくださいました。そんな風におっしゃるご家族が他にもあったので、ご家族が最期に居た場所で喪失感を嚙みしめ、思い出し、そして前を向いて生きていく。グリーフワークを助けられる場所としての役割は必然だと思いました。

以下は、息子さんの投稿です。

私の母は、レビー小体型認知症（パーキンソン病）で、三カ所の介護施設、三カ所の認知症病院の通院を経験しました。

「ホームホスピス」の現場を初めて経験する私にとって、すべてが記憶に残る経験でした。一般の病院や介護施設では、母の症状である「レビー小体型認知症」の病状の理解はされていますが、母本人が病んでいるつらさまではなかなか理解してもらえませんでした。母に会いに行くたび、「お母さんはあれもできない、これもできない」と母の日中の行動の指摘を聞くばかりで、介護施設に行くのがいつしかとても重い行為になりつつありました。

そんな中、誤嚥性肺炎にかかり、毎月二回通院していたかかりつけの病院に入院することになりました。入院生活時の医療行為についてはとても安心できましたが、当然、介護施設ではありませんので介護についてはとても大変でした。

介護施設では、職員の方が時間をかけてでも食事をさせてくださって、適度な運動とでなんとか健康を維持していましたが、当然、病院ではそのようなことはしていただけません。すぐに鼻からの経管栄養に切り替えるように指示がありました。母は鼻からの管の不快感から何度も管を抜いてしまい、最終的に両手は拘束されてしまい、一日中ベッドから起き上がることもなく、体の自由はどんどん奪われていき、肺炎の治療が優先されたこともあり、認知症は悪化していきました。

母が入院してから私は、「社会人」、「一男一女の父親」、「実母和美の長男としての介護者」、「実妹の兄」の一人四役をこなしていきましたが精神的にも疲弊し、時間的余裕が次第になくなり、経済的にも逼迫した状況で義務感でいっぱいでした。食べられない、動かしてもらえない、生きがいがなく、楽しみがない、どんどん理解力がなくなる、この状態が母にとっていいのか理解できなくなっていきました。

そんな中、ホームホスピス「ひなたの家」にめぐり会いました。

病院では聞いていただけない今後の不安と、介護の大変さを相談させていただきました。「ひなたの家」に母がお世話になってからは、母を健常な人としてスタッフの皆さんが毎日、一人ひとりの挨拶や楽しく会話していただきました。寝たきりの母を私と妹、そして、スタッフの皆さんで一大イベントのように入浴させていただいた時のことは、いい思い出になっています。他の介護施設では、どこか義務感から母の介護をしている感じがありましたが、「ひなたの家」のスタッフの皆さんはとても明るく、楽しそうに対話してくださり、今までの介護施設や病院に行く重い気分が徐々になくなり、明るく前向きな気分になっていくのがとても嬉しかったです。スタッフの皆さんと一緒に母の看護と介護をしていくうちにとても安心と信頼ができました。そのおかげで、四年六カ月間の介護施設生活と入院中の母を介護してきた私から、「介護の精神的負担」をすべて取り去ってくださり、しだいに母への愛が大きくもどっていくのを実感していきました。

しかし、病には勝てず母は徐々に衰えていきました。担当医から具体的な余命を聞き、複雑な思いがいろいろあり、暗い気持ちになることもありましたが、スタッフの皆さんはとても明るく接してくださり、私たち家族は心安らかに最期まで母と接することができました。私たち家族がどうしてもそばにいられない時は、私たち家族に代わって常に母の手を握ってくださる行為はとても心に響きました。「ひなたの家」で母の最期を迎えるにあたり、こんなに母のことを深く愛し、最期を迎えさせてくださったことには、何度お礼を言っても足りないくらい感謝の気持ちでいっぱいです。

私がひなたの家に出会っていなかったら、家族だからこそ感じてしまう介護のつらさばかりで、「愛」を感じて母を送り出すことはとてもできなかったと思います。

一喜一憂した時間を過ごさせていただき、本当にありがとうございました。

この息子さんの投稿文を読んで、介護者としての気持ちを正直によく表しておられると思いました。それと同時にひなたのスタッフはそんなに明るいかな？　と考えてみました。確かに暗くはない。しかし、すごく明るいとも思わない。きっと最初のころの暗い気持ちの息子さんから見ると、「この自分にとっての一大事に、この人たちはなんて明るいんだ」と思われたのだろうと思います。明るすぎて不快に思われる方もおられるので、嬉しかったと思っていただける明るさでよかったです。ご家族と一緒に、一喜一憂した、それだけだと思います。

尊厳死を願う・・・意向をかなえる、支える

玲子さんは八十代の女性、一人暮らしで娘二人、長女さんは結婚され、次女さんは独身でお母様ととても仲良しだったそうです。自宅で意識消失し救急搬送、心原性脳梗塞でした。点滴で状態は安定しましたが、意識レベルが低下し、呼びかけると目を向ける程度でした。家族の承諾がないままに経鼻経管栄養が開始されており、医師に胃ろうを勧められていました。ご本人は倒れるまで認知症もなくお元気で娘二人に「管を入れてまで生きることを選択しない」とはっきり意思表示されていたそうです。

ご家族は「胃ろうは希望しない、経鼻チューブも抜いて看取りたい」と医師に嘆願されていました。しかし、医師からは今後回復の見込みがないわけではないという理由で「それは病院ではできない。倫理委員会にかけなければならない」と押し問答が続いていました。

承諾していないのにチューブを入れられていたというのは、ご家族からの話でよくあります。ただ、治療を望んで救急車で運ばれた時点で混乱しながらサインされていることも多く、病院もあくまで治療の一環でしかありません。

また、この医師も病院としても当然の対応だと思います。特に発症から一カ月以内であることがポイントだったと思います。ただ、医師はよく「回復の見込みがある」という表現をして胃ろうを勧めますが、元通りになるわけではないし、どこまで回復するかまではわからないです。胃ろうをしてどんな生活が待っているかをきちんと説明してほしいなといつも思います。

発症から三週間後に娘さん二人とお孫さんが相談に来られました。ひなたの家のことは、あるクリニックの機関誌に載っていた金居の投稿をみて知っていたそうです。不本意な状態で拘束されているお母様をなんとかしたいと家族全員が意思は固い様子でした。たまたま空室があったので治療が終了していて退院許可が出るなら受け入れ可能と説明したところ、すぐに病院から退院可能という連絡がありました。

ご本人に面会に行き、受け入れ可能と最終判断しています。在宅医は機関誌を発行していたクリニックの医師なら理解してもらえるだろうとご家族が希望し、相談に行かれて担当してくださることになりました。

面会に行った時点で娘さんたちも久しぶりに面会できたそうです。お母様の様子をみて、次女さんに迷いはなかったようですが、長女さんは迷われているように感じました。私も、入居されてから気持ちが変わるご家族も多いので、受け入れにあたって経鼻チューブ抜去ありきではないと考えていました。まず入居されてご家族の気持ちが落ち着いて、お母様の様子を観察しながら相談していってもいいと思っていました。

発症から一カ月、入居となり、退院日に担当医師の往診、カンファレンスが開かれました。医師から、三日後に訪問診療しその時から経管栄養の量を減量していきましょうとの説明がありました。ご家族は、すぐにでも抜いてほしいと訴えました。その医師からは「助けられる人を助けないのは日本では医療倫理に反すること、法律違反だ、警察に捕まることだ」と言われてしまいました。少し迷っていた長女さんがとっさに「それなら法律の通りにしてください」と返事をしてしまいました。それを聞いた次女さんのつらそうなお顔を忘れられません。在宅医がこのような発言をされるのは初めてで、何か理由があったのかもしれませんが、あまりに威圧的な態度で言われて、長女さんが返事をしてしまったのでその場は終わってしまいました。

医師の指示通り経管栄養は継続され、次女さんは仕事を休んでその日からひなたの家で一緒に寝泊りして過ごされました。

入居されて最初は体動が激しかったですが、次女さんと過ごされたその日の夕方には落ち着かれて「ありがとう」という発声もみられました。病院ではないところに来たこと、娘さんたちと一緒に過ごされていることはわかっておられるようでした。その上でチューブを抜こうとする動作は止まらず、再々鼻を触ろうとする手を娘さんが握って制止されていました。そして、翌日にはとうとう自己抜去されました。「どうしてもう一度入れなければいけませんか」と泣きながら訴えられる次女さんに、医師の指示なのでと説明して

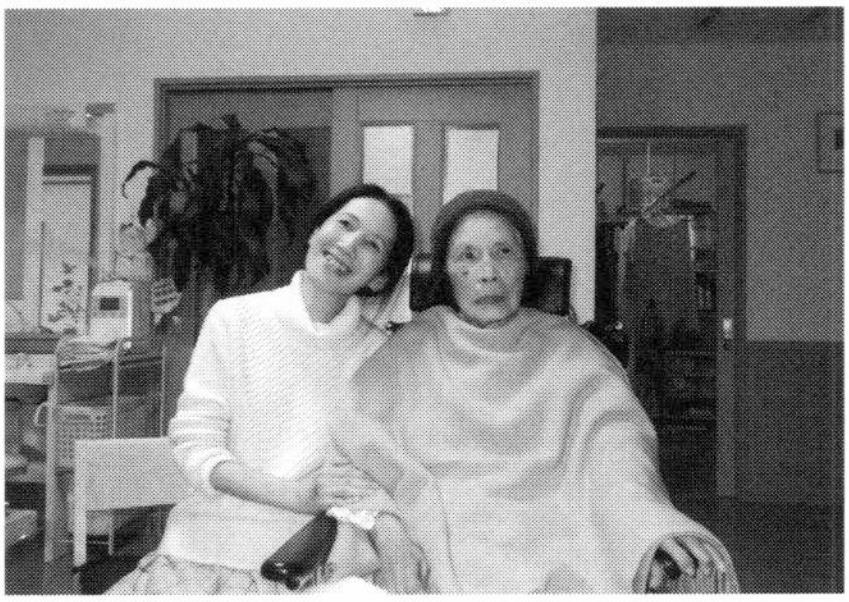
娘さんと阿波踊りのイベントに参加した後、
この後、玲子さんはピースサイン
再挿入した看護師も一緒に泣いていました。
私としても医師への不信感は募っていました。これを本当に犯罪というんだろうかという自問自答とともに、他の医師の意見を聞いたり、調べたりしました。厚生労働省の「人生の最終段階における医療・ケア決定のプロセスに関するガイドライン」や尊厳死協会の情報をもとに、娘さんたちの考えは犯罪でもなんでもなく尊厳死の希望にあたるのではないかと娘さんにお話ししました。もう一度医師と話し合うか、担当医師を変えるかの選択肢がありました。娘さんは迷わず担当医師の交代を選択されました。その結果、四日目にチューブを抜去しました。チューブを抜去した後の数日で、娘さんたちと一緒にあんこ餅などお好きだったものを少し食べたり、イベントに参加してピースサインをしたりして楽しそうに過ごされました。そして、十二日目に逝去されました。
以下は、玲子さんに関わったスタッフのデスカンファレンスでの発言です。

私は最初から関わらせていただきました。胃管をつけておられる時には本当にご本人様が早く胃管とってほしいと言う気持ちが伝わって来ました。家族様も何度も言われ、お母様のことを思っていらっしゃる気持ちも。胃管を抜かれてからは本当に穏やかに、娘さんのお顔も穏やかになられたお姿がありました。最後にあんこ餅を味わうことができたこと、ご本人のお茶目さや娘さんと大笑いできたことを忘れられません。

このスタッフは、やっぱり玲子さんは管をとってほしかったんだと確信していました。私は、その後の二人のご様子をみて、玲子さんは、自分の意向を貫くために悪戦苦闘してくれた娘さんを誇りに思われているだろうと感じました。

医師の意見に反対する、異論を述べるのは容易なことではありません。そこにエネルギーを投じるよりは、医師の交代を申し出るという選択肢があります。私は、医師を選ぶのも患者側の権利だと思っています。もちろん、自分の居場所やどんなケアを受けたいかもその人の意向を大切にしたいです。尊厳死という選択もあることを、医療関係者もですが社会全体で理解をする必要があると思いました。

玲子さんのように、元気な時に病気や事故でそのような状態になった時にはどうしたいかを家族と話し合っておくことは大切だと思います。リビングウィル、最近ではＡＣＰ（Advance Care Planning）と言われる家族会議です。できれば、文章にして紙に自筆で書き残しておくとかなり有効です。

喪失の果てに・・・緩和ケアの先にある死

宗田さんは六十代の男性、奥様と二人暮らし、二人の娘さんはそれぞれ結婚して別居されています。筋萎縮性側索硬化症（ＡＬＳ）という全身の筋肉が動かせなくなっていく難病でした。ご本人、ご家族ともに、呼吸筋が動かなくなって呼吸ができなくなっても人工呼吸器を装着しないという選択をされて病院で緩和ケアを受けておられました。奥様と娘さんが病院より家庭的なところで最期を過ごしてもらいたいと探されてひなたの家に辿りつかれました。呼吸筋麻痺がきていましたので息苦しさがあり、酸素吸入をされており、緩和ケアとして塩酸モルヒネの微量注入を受けておられました。車椅子生活、ポータブルトイレで排泄され、食事は胃ろうからの経管栄養でした。

宗田さんとの出会いは印象的でした。ひなたの家から車で二時間もかかる入院先の病院で本人、奥様、医師や看護師と一緒にカンファレンスをしました。本当に退院してホームホスピスという選択でいいのかなどの意思を確認しあう中、発声できなくなっていた宗田さんがパソコンで文字を打たれるのをちょうど隣にいた私が読み上げたのです。

「今までよく生きてきた、悔いはない」、「老いては子に従え」と覚悟を決めた言葉を打たれました。読み上げながら奥様を見るととても悲しそうな顔をされていたので、思わず「そんなふうに言われると奥様がつらそうですよ」と声をかけました。すると、宗田さんが急におんおんと大声で泣き始められたのです。

奥様も私たちも一緒に泣きました。後日、ひなたに来られてから奥様が、「ＡＬＳと診断されてあの時に初めて泣いたんです」と言われました。私は、それまでに散々泣いて、決断した結果のあの時だったと思っていたので驚きでした。奥様から「あれから病院の看護師さんたちがやさしくなった」と聞いて、それまで看護師さんたちはコールの多い宗田さんのことを勘違いしていたんだろうなと思いました。

宗田さんは、コミュニケーションにも時間がかかるし、大柄な方だったので車椅子やトイレの移乗も人手と時間がかかり、胃ろう、ＣＶポート、ＰＣＡポンプなど医療依存度も高い状態でした。一貫して訴えられていたのは、「副作用が出ても苦しくないようにしてほしい」ということでした。

ＰＣＡポンプというのは、痛いとか苦しいと思ったら自分でボタンを押すだけで、鎮痛剤などの薬が追加される仕組みになっている器械のことです。通常は痛いと思ったらナースコールして、看護師さんが来て「一〇のうちどれくらい痛いですか」などと聞かれ、疼痛評価される。その後、医師に指示を確認して薬が準備されてやっと投薬されるという手順になります。その手順を踏まずに自分でコントロールできるので、簡単で安心です。もちろん、薬を使いすぎないように安全装置はついています。宗田さんは、すでにこのボタンを押すことができなくなっていて、希望されたらスタッフがボタンを押していました。

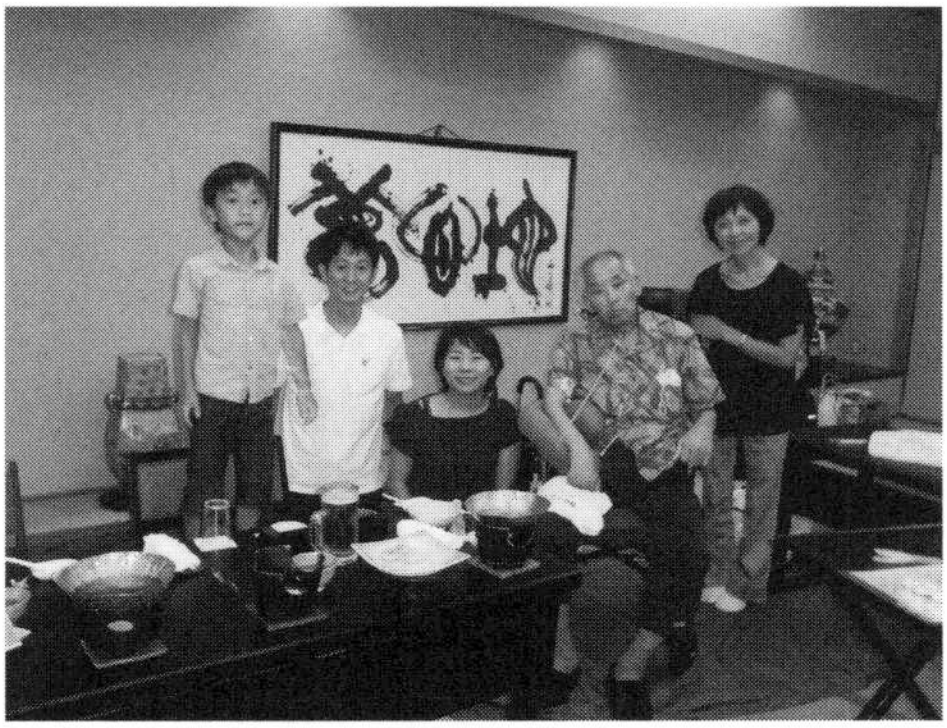

家族で食事に行った宗田さん

ひなたに入居されてから十五日頃より苦しい時にポチっと押して薬を追加する（ボーラス）の回数が倍以上になっていきました。特に夜間、心身の苦痛は緩和できず「苦しい、眠れない、なんとかしてほしい」という訴えが強くありました。いろいろな薬を試しましたがハルシオンという薬だけが効果があって、副作用や処方制限があるからと医師や薬剤師に難色を示されながらも強く希望されました。そばで見ている私たちも「先生、なんとかしてあげてください」と押し問答をしました。

入居して十八日目、誤嚥によると思われる発熱が出現するようになりましたが、ご家族と外出されました。この外出は「最後の思い出に、父親として家族にご馳走をしてやりたい」という思いから温泉旅館でご家族に昼食をふるまいたいと望まれて、以前から計画されていました。身体が大きいこともありスタッフは三人同行しています。ご家族が食事をされている横で、ご本人は胃ろうからの注入を受けられました。

ワイワイ、ビールを飲みながら楽しそうにされているご家族を見ながら、パソコンに「はよ、飲め」と打たれ、スタッフが恐縮しながら代弁しました。我慢して待っておられましたが、苦しくて早く帰りたかったのだろうと思います。

二十日目、発熱や頻脈が続く中、ご本人と家族の同意のもとPCAポンプ内に鎮静剤の量が追加されました。

二十三日目、奥様に見守られ、娘さんやお孫さんとはLINEのビデオ通話をしながら、お孫さんの「おじいちゃん、ありがとう」の叫び声のなか、涙をすっと流して息を引き取られました。

宗田さんの担当医とのやりとりの中で、安楽死や自殺ほう助にならないかという問答がありました。「実際にこの薬を入れたら、もう目が覚めずにそのまま逝ってしまうかもしれません」という説明を何度もしました。緩和ケアの延長線上に「死」が見え隠れする。その繰り返しの中で「死」を覚悟するのはご本人だけではないと思います。ご家族もですが、私たちも医師も何度も覚悟します。

宗田さんは一家の大黒柱として、芯の強い頼りになるお父さんだったのだろうと思います。宗田さんの決めたことには、妻として娘として従う、承認する。宗田さんからもご家族からもこれで良いのだろうかと迷うような発言は一回もありませんでした。ただ、宗田さんも薬を追加するときに、「妻が来るまでもう少し待ってほしい」と言われたことがありました。意思は固く、自分の死は覚悟していても、つらいのはご家族との別れなのだろうと思いました。

意思を決定したうえで入居されても何度も迷われて違う選択をする方やご家族もおられます。その過程に関わること自体がグリーフケアだと思っています。命がなくなることだけが喪失ではありません。身体が動かなくなる、声が出なくなるそういう多くの喪失を経験したご本人、そして今まさに大切な人を失うという喪失を予期しているご家族との関わり、グリーフケアは避けては通れないことだと思います。

宗田さんとの最初の出会いでも涙がありましたが、入居の相談に来られたご家族が玄関に入ったとたんに泣き始められるということもありました。初めて出会った時からグリーフケアは始まっていると思います。

また、宗田さんの場合、「死にたい」と言われたわけではなく「苦しさを緩和してほしい」でした。緩和ケアを行う私たちも「死なせる」ことを意図したわけではなく、あくまで「苦痛を緩和する」目的で薬を使用しています。意思や意図がそうである限り、自殺ほう助でも安楽死でもないと思います。

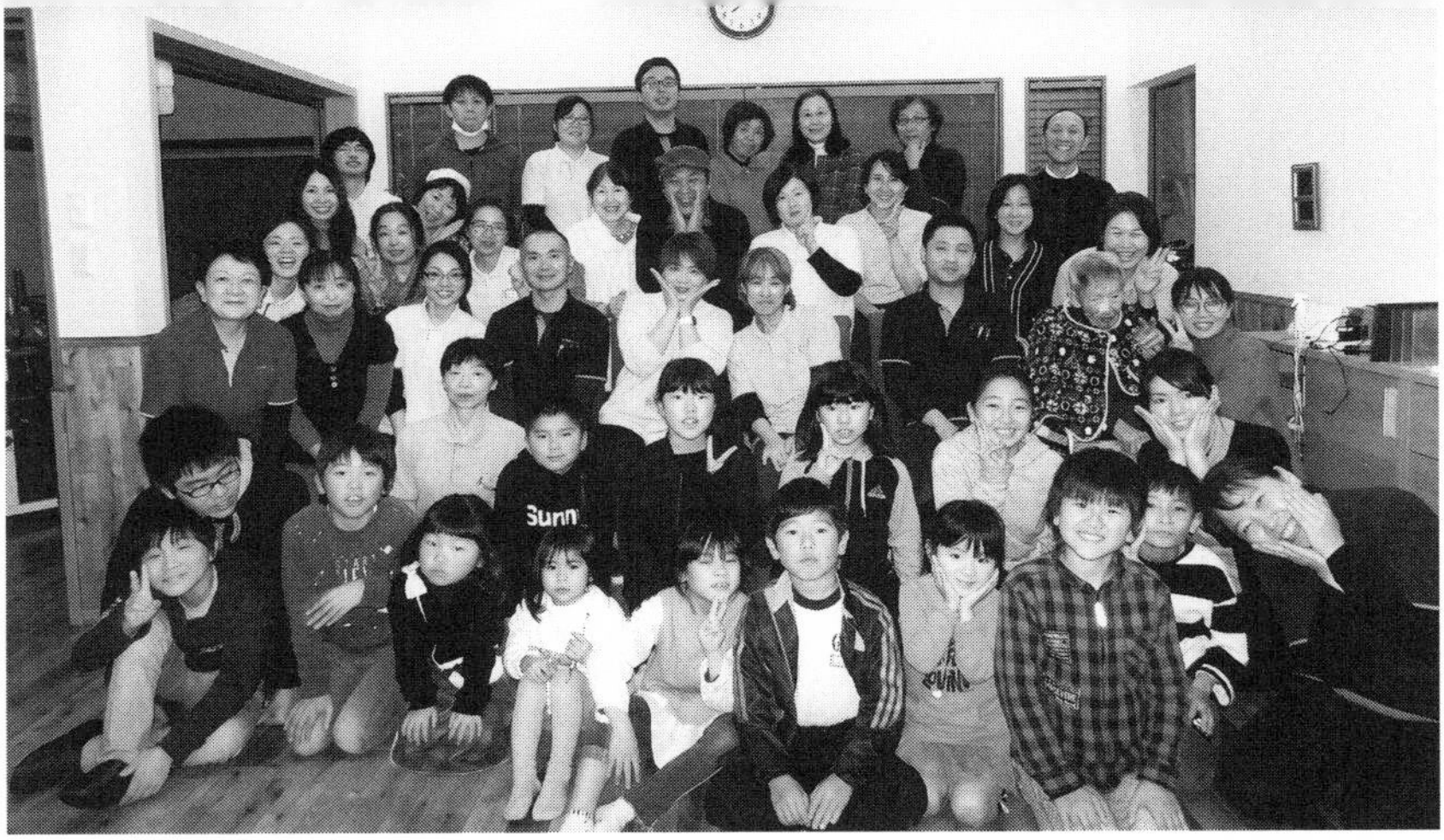

Ⅳ
ひなたの家を支える医師とスタッフ、そしてボランティアさん

●ひなたの家と藤本壮之医師

医療ニーズが高い住人ばかりのひなたの家にとって、往診してもらえる医師、二十四時間三六五日の連携がとれる医師、そして医療機関を見つけることは、開設にあたっていちばん大きな課題であったことは言うまでもありません。ですが、私（中田）には一応心当たりがありました。

それは二〇〇〇年、末期がんの母を自宅に連れて帰って看取る少し前まで、母が入院していた姫路医療生活協同組合共立病院でした。母が末期のがんであることがわかった時、私はそれを医師の口から伝えてほしいと思い、当初、入院していた病院の主治医に頼んだのですが断られてしまい、「告知」してくれる病院を探していました。その時、それを引き受けてくれたのが共立病院の西村哲範先生でした。すぐに共立病院に転院。そして、母の意識が戻らなくなったとき、私は母を家に連れて帰りました。

私は看護師ですから自分で最後を看取るつもりでしたが、その時西村先生が「往診しようか」と言ってくださったのです。これには少し驚きました。その当時、「往診しようか」などと言ってくれる病院も医師もいなかったからです。ありがたい言葉でした。

そのこともあり、ひなたの家を開設する前に金居と二人、共立病院にご挨拶にうかがいました。西村先生と藤本壮之先生が快諾してくださいました。

「是非がんばって、この事業を成功させてください」と言っていただき、大きな励みになりました。以来、藤本先生は「ひなたの家」の主治医として、私たちを支えつづけてくださっています。

二〇一七年、ひなたの家開設五年半当時の話

五人の住人を三人と二人に分けて、毎週水曜日に訪問診療。リビングでスタッフから一週間の様子を聞いた後に、入所された順に各ベッドを回られます。一人がだいたい十五分くらいで、その後、その日回られなかった住人さんの様子を聞いて、気がかりなことがあれば、「ああ、そんならちょっとみようか」と様子を診てくださるので、結局、住人の皆さんはほぼ毎週、訪問診療をしていただいているような状態です。

職業潜水士の資格を持つという異色の医師・藤本先生は大柄で闊達、先生が診療に見えて、その朗らかな声を聞くと、住人さん、ご家族はもちろん、私たちスタッフも元気になります。温かなお人柄で、私たちをしっかり守ってくださる、その安心感が広がります。

藤本先生にお話をうかがいました。

地域の在宅医療を支える〈インタビュー・編集者　2017.1.19〉

僕は、兵庫県で一番最初にできた尼崎の在宅総合診療所の初代副所長やったんです。王子生協病院の元副院長の宮城先生、兵庫県で一番最初にできた在宅総合診療所の初代所長をしておられて、その先生のところで、在宅のト

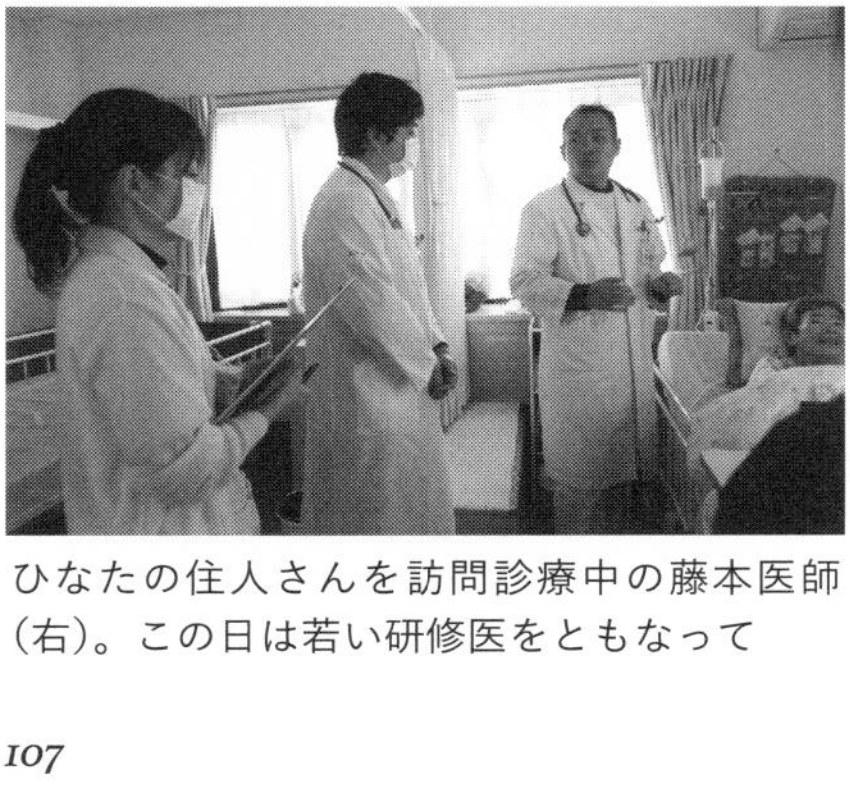

ひなたの住人さんを訪問診療中の藤本医師（右）。この日は若い研修医をともなって

レーニングさせてもらったんです。

患者さんの物語を紡ぐ

「ひなた」の開設はウェルカムでしたね。今でこそ（二〇一七年当時）緩和ケア病棟が増えたけど、五年前、姫路市内、周辺部含めて五十万人の人口の地域に、ホスピス病床がマリア病院の二十床しかなかったんですよ。僕の発想は、地域に新たに五床のホスピスができるって、だから絶対、このホスピスはつぶしたらあかんと思って。

でも、実際のところ、ホームホスピスと従来のホスピス病棟はぜんぜん違った。ひなたの家は垣根も低いし、滞在に期限もないし、何より仕事の満足度が違う。

僕ら医師は患者さんの生活のなかにスポットとして入るけど、点と点をスタッフがつないでくれている。だからスタッフさんの話は面白い。僕は彼らが繋いでくれた物語の続きを紡ぐ。患者さんは、物語の延長線上にある。だから、僕らの関わりはスポットであってもスポットじゃない。

僕は循環器内科が専門なんだけど、ヘルペスがある、水虫があるってわかれば皮膚の状態も診ます。そういうことってすごく在宅で多いんですよ。そういう管理が大事やと思っています。総合医ですよ。

ひなたが「看れる」と言うんだったら

僕らが「ひなた」に患者さんをお願いすることは、しょっちゅうあります。ものすごいわがままを言

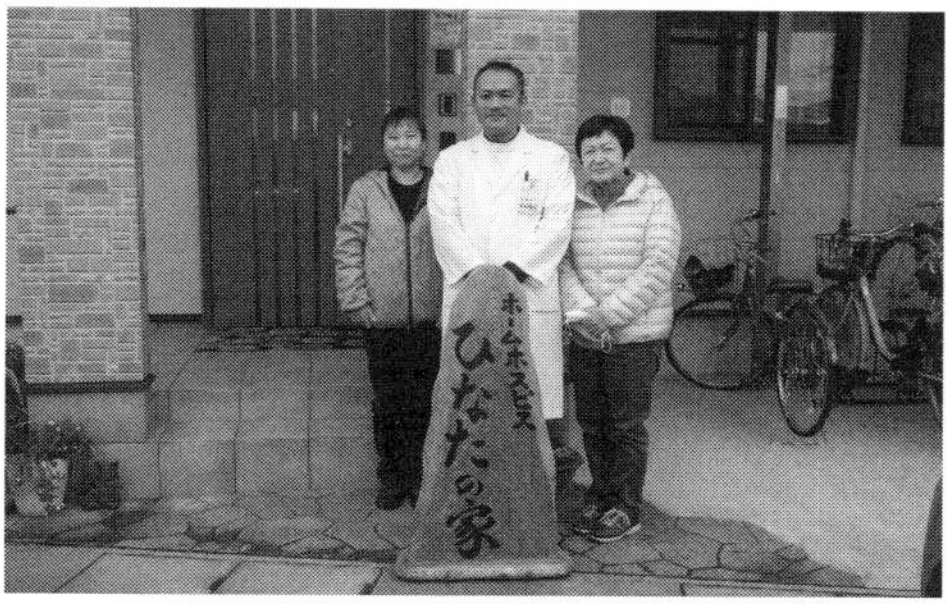

2017年、訪問診療を終えた藤本医師と

って引き受けてもらった人も、みんないい最後を迎えておられる。

先日お願いした村上さんは多系統委縮症っていう大変な難病にかかってしまって、どうしようかって。長年、うちの病院でボランティアをしておられて、意識が高い方だったんですよ、笑顔が素敵な方で。僕は、心の底からお願いするところは「ひなた」しかないと思って。鼻からチューブが入っていたけど、ご本人は嫌がっていて、ここに来て抜いてもらった。そしたら食べられたんですよ、うな重を。だからね、好きな物は食べれるんですよ。アイスクリームのバニラが食べたいって言われて食べられたんです。「ひなた」に来て二週間で亡くなられたから、中田さんたちは「もう少しご主人との時間をもってもらいたかった」って悔やんでおられるけれど、こんなケアは「ひなた」やからできてるんですよ。生活と一体化しているからこそできるんですよね。給料で雇ったスタッフを配置して、ここまでできるところが他にあるかなって。やっぱり志でつながっているからできるんですよ。

逆に言うと、どんだけ大変な状況の患者さんでも、ここのスタッフが看るって言うんだったら、僕も診れます。ここのスタッフが看れない場合は僕も診れない。家に置き換えたらわかる。家族に介護力がないとわかっていて退院させますか。でも、どんなに大変な状態の患者さんでもご家族が看るというなら、僕の仕事はそれを応援することです。

看護・介護の芸術

ひなたの家では、僕がスポットで入るその真ん中を太い川のようにつないでくれる。僕の頭のイメージとしては、それがこの五年間でさらに太い川になっている。太い川の流れでケアしてもらっている。ホスピスはあきらめる場所ではない。看護・介護の芸術がここにあります。

だから医者は、彼女たちのやっていることを承認すること。それが僕の最大の仕事ですよ。彼らがやっているケアに、僕は少しのずれもなく承認をあたえること、それができるのが「ひなた」ですよ。

藤本在宅医院〈レポート2・編集者　2023.8.27〉

藤本先生にお話をうかがってから瞬く間に六年半の歳月が過ぎていきました。

今、藤本先生は姫路市を離れ加西市を挟んだ小野市で藤本在宅医院を開いています。開設は二〇二〇年八月、コロナ禍の真っ最中、世間が騒然となっている中、新規開設を申請されたそうです。

この五年間の先生の活動、そして、今に至る経緯をうかがいました。

ひなたの家が開設する前から共立病院の在宅診療部門を一手に引き受け、この地域の在宅医療を丁寧に育ててきた藤本先生は、六年前のインタビューの後、姫路市の西部の網干地区の姫路医療生活協同組合ヘルスコープあぼし診療所に所長として赴任されました。ひなたの家とは遠くなってしまったのですが、診療所の所長として活躍、姫路市西部方面の在宅患者数を倍以上に増やされました。

在宅診療部門が充実するに従い、共立病院はデイサービスや看護多機能型居宅介護、訪問入浴など在宅を補完するさまざまな事業所を立ち上げました。急速な事業所の展開にやや不安をもった藤本先生は、ご自身の転機を考えられたようです。「がんばりすぎる癖がある」という藤本先生は、一日二十四件が普通という在宅診療をする傍ら、当直から専門分野の検査までしていたといいます。そして、ご自身が循環器内科が専門であるにもかかわらず狭心症を起こしたことで、立ち止まる機会を得られたようです。

藤本在宅医院の開院を大きく後押ししたのが、ひなたの家と仁豊野ヴィラの濱口一則さんでした。

小野市粟生《あお》町の住宅街、県道二三号線に沿って藤本在宅医院があります。それと気をつけなければ車で通り過ぎてしまいそうなのは、平家の診療所の壁面、屋根のすぐ下に藤本在宅医院と大きな白い文字が見えるだけで、道路沿いの看板もありません。

藤本先生の実家が小野市にあり、年老いた両親のこともあってこの地の開業を決められたようです。いっさい宣伝はせずに口コミだけという診療所ですが、開いて三年も経たないうちに右肩上がりで急速に患者さんが増えていっています。

診療範囲は半径一六キロの範囲内。事務所の壁に貼ってある大きな地図にはっきりと円が引かれていて、そのギリギリの線の中にひなたの家と仁豊野ヴィラがあります。これまでの関係を切ることはつらいけれど、患家が円の範囲から数メートル外れるだけでも行政に注意されるので、患者さんのことを思えばはじめから引き受けないほうがいいという藤本先生。ひなたの家や仁豊野ヴィラの診療をつづける一方、今、加西市からもオファーが次々にきています。

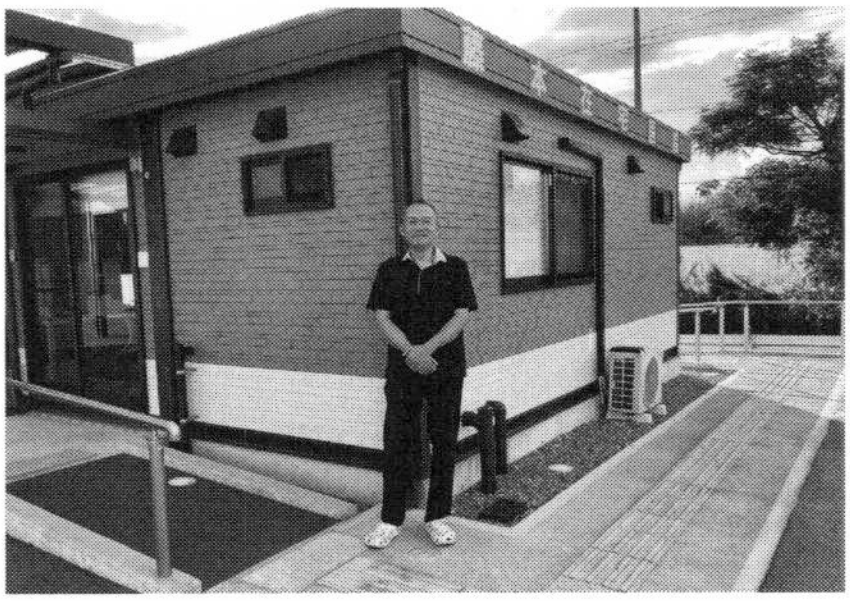

藤本壮之医師。藤本在宅医院の前で

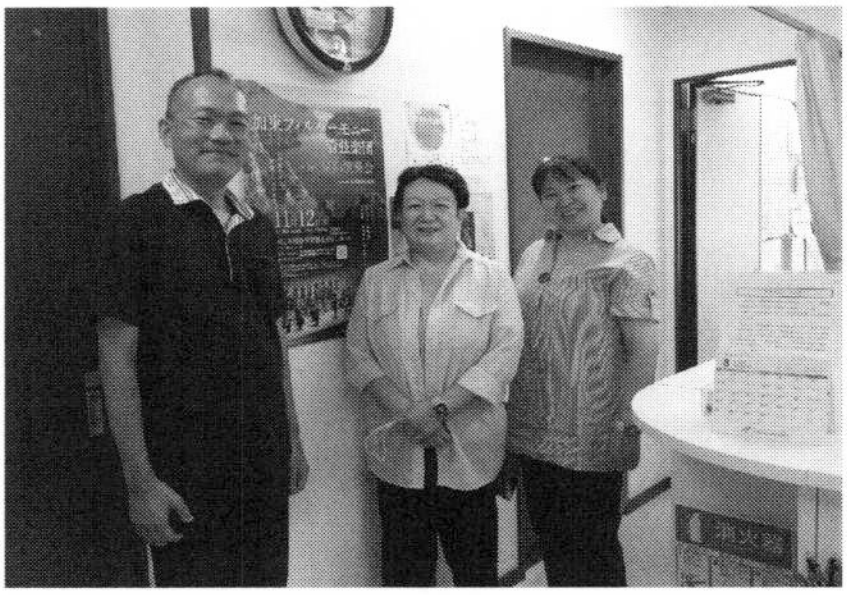

藤本壮之医師と金居、中田。壁に貼られたポスターは、11月の演奏会

多死社会になったので在宅看取りの数は確かに増えているけれど、率にすれば、自殺や事故死を除けば姫路市でも実際は一割を少し上回る程度、「サ高住とか老健など施設が増えるけれど、一度悪くなって病院に入ると帰って来られない。施設側が受け入れない、家族がみられないので病院が渋々看取る。安心して受け入れる在宅提供体制が乏しいのが現実、小野市では、在宅医療に対する意識はさらに低い。

ただ、訪問看護ステーションやケアマネージャー、薬剤師の意識は高い。この三者がしっかり学べば怖くない」、「在宅で患者さんを最期までみるというのは文化なんですよ。文化を作りあげないと。勉強会もしないといけないし、発信もしていかないといけない」と。

「二十年前に姫路市で始めて、ずっとやってきたことを、今またこの小野市で繰り返している」と笑う藤本先生です。

藤本在宅医院は毎朝、藤本先生とふたりの医師、看護師や事務員としっかりディスカッションをした後、二台の車で出発。元気な仲間とともに、新天地で在宅医療を推進しておられます。

ところで、プロの潜水士の資格をもつ藤本先生、潜水のインストラクターは返上されたそうですが、先生にはもう一つの顔がありました。「三十五年来、僕はミュージシャンなんです」と。

ご自身はファゴット奏者で、奥様はオーボエ奏者、ふたりのお子さんもファゴットとオーボエの奏者、スタッフにはホルン奏者もおり、事務方はクラリネット、そのアシスタントはピアニスト、往診車の運転をするのがトランペット奏者などなど。奥様が音楽教師だったこともあり、職員全員が楽譜を読めます。

半端な趣味ではなく、今年（二〇二三年）秋には、お隣の加東市の加東フィルハーモニーの演奏会が決まっています。診療所の環境も、診察室の扉を閉めれば防音の練習室に早変わり、仕事が終われば練習三昧です。

音楽を楽しむ仲間と在宅医療を推進する。ゆとりをもって、少しスリムになられた藤本先生は今年五十二歳。地域医療推進の役割はまだまだつづきます。

●スタッフの思い

ひなたの家の十年で〈インタビュー・編集者〉

介護士　竹野　美那子

竹野はひなたの家に入職して今年で十年になるベテランです。それまでにも介護士として他施設で勤めたり訪問ヘルパーをした経験もありましたが、子育てや両親の介護、学校や子供会の役員など母親、主婦、娘の役割との兼業でした。竹野は、外でどんな仕事をしていても、子どもが学校に行くときは「いってらっしゃい」、帰ったときは「おかえりなさい」と言うと決めていましたから、すべてパート勤めでした。

その間、病気で二回ほど仕事から離れた時期もあり、子育てが一段落し家庭の諸々の役割が手を離れたときは五十代に入っていました。

今度勤めるなら正社員にと決め、ハローワークに行き、自分に向いていそうなところを十枚ほどコピーし、その中から選ぶことにしました。結果、ひなたの家ともう一カ所が残りました。二者択一を最終的に決めたのは、鹿嶋神社でのおみくじでした「南東の方向に吉」と出たので、ひなたの家に決めました。

かなり気合を入れて入職したのですが、「自分はある程度できる」と思っていた竹野は先輩の厳しい指導に大いにめげました。食事介助、就寝介助、衣類の着脱など介護士の基本的なことからできていないところは何度も注意されます。かなり自信を消失して毎日毎日しょげて帰りました。実際、先輩は何をしても上手でした。竹野はともかく一年経ったら辞めると決めて頑張りました。竹野が一年後も辞めなかったのは、なんでも話しあえる（愚痴が言い合える）仲間ができたこと、そして、知らず知らずのうちに自分自身のケア力がついてきたこと、それを先輩に認めてもらえるようになったからでした。

ひなたの家の住人はがん末期やＡＬＳ、パーキンソン病、大脳皮質基底核変性症など重篤で医療ニーズが高い人がほとんどで、年齢も六十代から百歳までと幅広く、常に個別ケアの徹底が求められます。そうした中で看取りもまた、それまでに経験したことがないことでした。

緊張する竹野に中田は亡くなる時の息の引き取り方についてレクチャーしてくれました。最後に何回か大きく息をする人、一回だけ大きな息をする人、何もなくスッと逝く人……、最期の状態はお一人おひとり違います。ある時、もうそろそろという住人さんのそばに居て、温かいタオルで顔を拭いていたとき、ほんの少し頭を持ち上げた時、スッと呼吸状態が変わったことに気づきました。中田に連絡すると、「すぐに行ったほうがいい？」と訊かれ「はい、すぐにお願いします」と言いました。そして、本当に数分もしないうちにその方は亡くなられました。

「そんな経験の積み重ねが今の私に育っていったと思います」

いま竹野は、ひなたの家の金居、中田両代表の考え方、住人さんに対する細やかな気配り、手厚いケアの内容を教

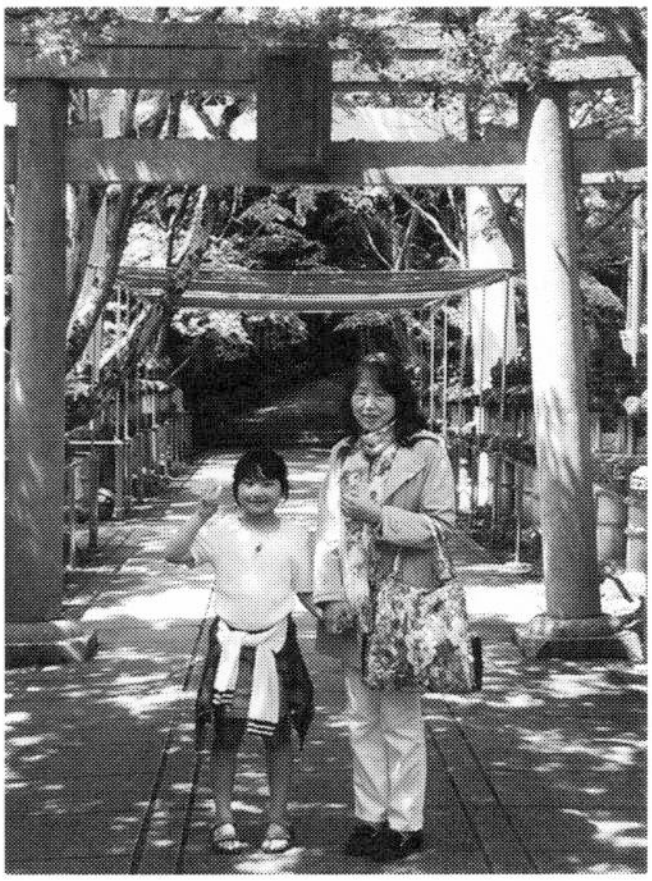

「南東の方向に吉」とおみくじを引いた鹿嶋神社で、孫と一緒に。竹野美那子

えられたことを誇りに思っています。

「ひなたの家」は家から車で二十五分ほどのところにあり、朝の渋滞はもとより雪の日など通勤に余計な時間がかかります。それでも仕事を始める二十分前には着いておきたい竹野。一度も遅刻したことがなく、この夏初めて三日間風邪で休んだこと以外は皆勤です。

ひなたに勤める前は病気もよくしたといいますが、ひなたの家に勤めて以来健康で、仕事に専念できています。「鹿嶋神社のおみくじが当たったたんでしょうね」と笑います。

最後に、「六十歳で一度定年を迎えた私を温かく再雇用してくださり、この歳まで他のスタッフと同じように待遇も変わらず、使ってくださっています。入職当時、ケアのことで注意を受けたとき、『はい、わかりました、すみません、ありがとうございました』この四つの言葉しか言えなかった私も、今は古株です。ここまで成長させてくださった、金居さん、中田さんには感謝の気持ちでいっぱいです。ひなたの家で十年仕事をさせてもらったのは私の自慢です」。

横に座って同じものを見て、聞いて、笑い合う〈インタビュー・編集者〉　介護福祉士　新井　千佳子

ひなたの家に入職して十年、その前は特養に八年勤めていました。フロア三十人の入居者のケアは流れ作業にならざるをえず、おむつ交換のときなどはビルの清掃員のようにカートにポリバケツやホットタオルなど清拭用品を積んで回る。ほとほと嫌になっていたころに、「ひなたの家」が開設。内覧会に行って、ここで働きたいと思いました。

実際、働きはじめると、ひなたの家は新井にとって「働き甲斐のある」職場でした。五人の住人さんとの距離が近く、物理的にはもちろん気持ちの上でも寄り添うことができました。住人さんの横に座って同じものを見て、聞いて、笑い合う、短い時間でもそんなほっこりした時間が大好き。住人さんだけでなく、ご家族とも笑い合うといいます。夜勤をしている時、一人ひとりの寝息が聞こえる静かな時間、呼吸音が少し違ってもすぐに訪室して様子を確かめることができます。

住人さんにセカンドハウスのように居住してもらえる部屋には使い慣れた家具や生活の品々はもちろん、写真や人形などがあります。ある住人さんの部屋にはベースギターがありました。元気なころにはバンドを組んで活躍しておられたそうです。重篤な病のために面変わりし、痩せ細った住人さんの元気なころの人となりが、そうしたものが彷彿とさせ、より一層親しみがわき、話が楽しくなります。

ひなたの家の介護士は、痰の吸引や注入など医療的なケアについて金居の厳しいテストを通らなければ、一人で実施はできません。徹底した個別ケアのひなたの家では、注入といってもシリンジを使ったり加圧バックを使ったりポンプだったりと、住人さんそれぞれ注入方法が違います。学ぶことはいっぱいです。また、住人さんの身の回りのケアに注意を怠ると大変です。何度も「落ち込みましたよ」と笑う新井。「ともかく、誤魔化したらいけな

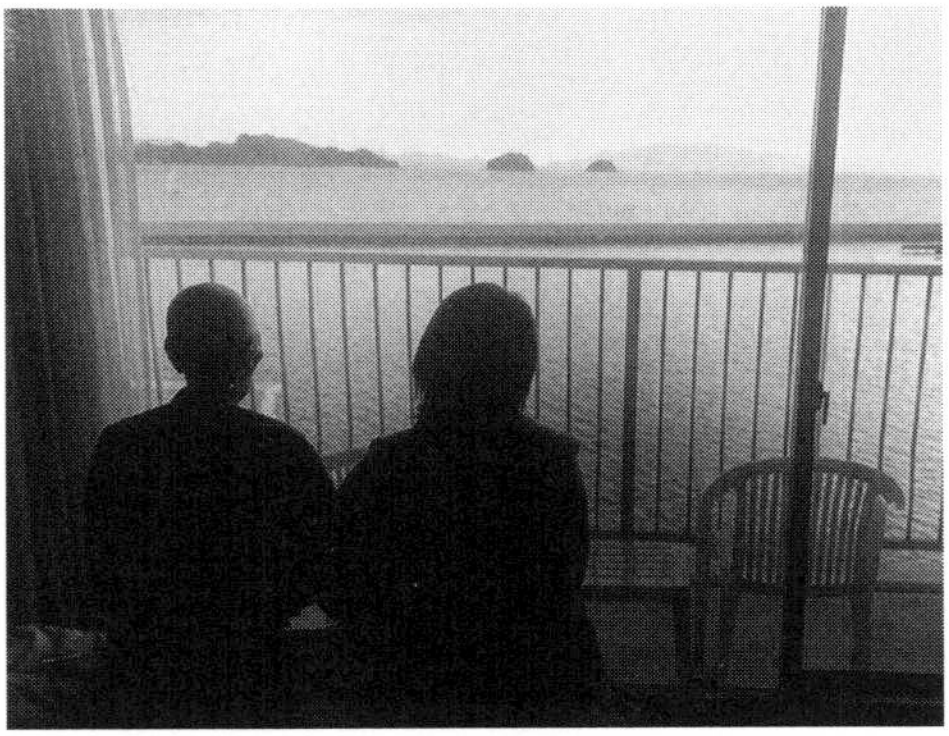

平成27年10月、亡くなる4日前の夫と息子と一緒に牛窓に旅行したときに息子が撮った写真。新井千佳子

いんです。嘘はダメ。いのちを預かるんだから当たり前です」と言います。

ひなたの家で働きはじめて三年ほど過ぎたころ、新井は夫を家で看取りました。歳の差が開く夫は理髪師で、住人さんの散髪に来ていたこともあり、ひなたの家のことをよく知っていました。胆管がんの厳しい状態でしたが、最後の一カ月は病院から連れて帰り、ひなたから訪問看護に来てもらい自宅で看取ることができました。亡くなる前、夫は新井のことを娘のように心配して「頼んまっせ」と金居や中田に何度も頼んでいたといいます。

半年前は実の父も在宅で看取りました。食道がんの末期だった父親を病院から連れて帰って、母と二人、自宅から少し離れた実家で看取りました。新井自身は介護休暇を二週間ほど取って母を助けて介護しましたが、この時も金居や中田がついていてくれることにずいぶん励まされました。メールで状況を説明し相談したり、不安な気持ちを聞いてもらったりしましたが、金居の「お父さんのために一部屋開けてるよ。いつでも大丈夫よ」という言葉に支えられて、自宅で看取ることができました。

ひなたの家について何かひとこと言うとしたら、「感謝ですね。今は感謝という言葉しか浮かびません」。

ずっとここで働きたいと言う新井は、笑顔で周りを明るくしています。

「私、おとぼけキャラなんです」と言って屈託なく笑います。

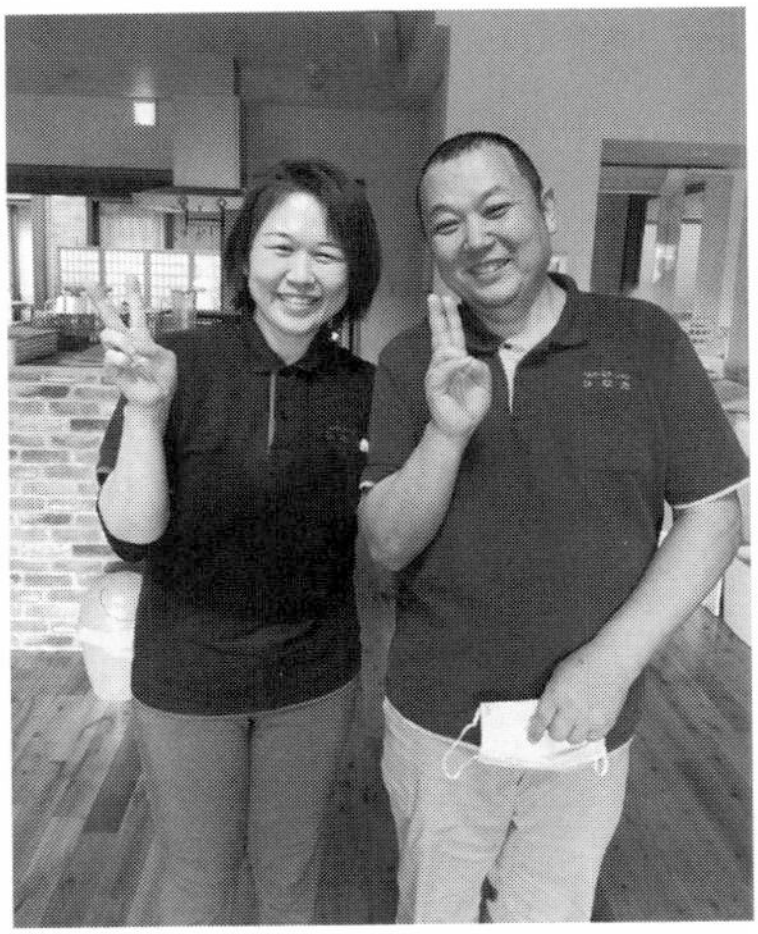

中田お兄ちゃん（右）と新井

介護のプロとしての自負をもって〈インタビュー・編集者〉

介護福祉士　堤　しのぶ

今年入職三年目になる堤しのぶは、ベテランの介護士が多いひなたの家では新人です。とは言え、堤自身は「ひなた」に来る前は特養で十五年、介護士として働いた経験があります。大きな特養を辞めて、ひなたの家にきたのは一人の入居者との出会いでした。

耳が聞こえない、目が見えない、話せないという三重苦の女性は元気な方で、堤はよく一緒に散歩をしていました。その方が急に具合が悪くなって一週間で亡くなったとき、側についていられなかったことがつらくて特養に勤めてはじめて泣きました。そして、こんな後悔は二度としたくない、もっと一人ひとりに関わる介護がしたいと思いました。

ホームホスピスひなたの家のことは前から聞いていましたが、「ホスピス」という名前に躊躇しました。きっと限られた時間を生きる人が過ごすところだろうと思ったのですが、見学させてもらうと、意外に住人の皆さんは安定して穏やかに過ごしておられました。実際、堤が勤めたこの三年半の間に担当している母家で亡くなった方は三人です。

特養では五十人の入所者がいるフロアの夜勤を二人でしていた堤ですが、今、五人の住人さんに対応する夜勤のほうが断然大変、緊張度が違うといいます。もちろん、一人で、ということもありますが、日ごろから求められていることが違います。

医療ニーズが高い人が多いひなたの住人さんのケアは、一つひとつが命に関わることなので厳しいのは当然とは思いますが、はじめはすっかり自信を失くしてしまいました。ひなたでは、医療的処置に関しては金居が厳しくテストをします。それに合格しなければ、住人さんのケアを一人ではさせてもらえません。胃ろうからの注入や痰の吸引など徹底した指導のもとテストがあり、堤は七回も落第して、ついには泣きながら「私、もうできません。辞めます」と言ったそうです。時にはシリンジポンプに入れた薬が十分に溶けてなかったせいで、ポンプが爆発して中身が飛び散ったことがありました。泣きながら報告しにいくと、「泣かへんの」と一言、甘えてはいられません。

医療処置ばかりではありません。整容も厳しくチェックされます。布団の向きが違う、毛布の裾が少しめくれていても注意されます。まして住人さんに目やにがついているなど許されません。三人いらっしゃる男性の髭剃りも少しの剃り残しもないように丁寧にします。

何度も泣いた堤ですが、最近は、金居、中田の二人が、それだけ住人さん一人ひとりを本当に大切に思っているということに気づいて納得しています。スタッフの人間関係も堤を支えてくれています。注意されて自信をなくす堤に、同じ目線に立って共感し慰めてくれる先輩や上司に励まされています。

ベテランの看護師である金居や中田は、看護師ではできない、気づかないことを介護士しかもてない気づきの視点をもってほしいと励まします。

いま、堤は八十代のALSの住人さんを担当しています。身体的機能が一切奪われた住人さんの目線から

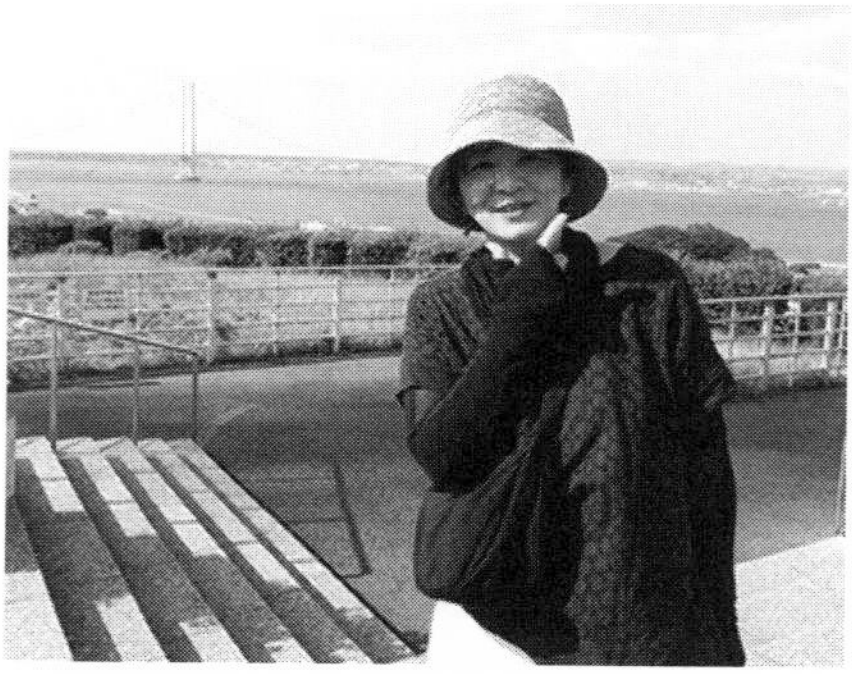

旅先でちょっと一息入れる堤しのぶ

「はい」、「いいえ」をはじめ、さまざまな意思を読み取ろうとしています。

一時はスーパーのレジ係に転職することも考えたという堤ですが、今はやはり介護以外の仕事は自分にはできないだろうなと思っています。介護のプロとしての自負をもって着実にひなたの家のスタッフとして育っているようです。

住人さんの表情に励まされて〈インタビュー・編集者〉

介護福祉士　一丸　弘美

一丸が介護の世界に入ろうと思ったきっかけは父親のがんでした。喉頭がんを患った父は、誤嚥を心配してものが食べられなくなるよりはいい、と温存手術を選ばず声を失う覚悟で摘出しました。もとから取ってしまったのだから安心と思っていたところが、一年も経たずして再発転移。残酷な事態に本人も一丸もショックでした。たまたま同じころに、ひなたの家のことを知った一丸は、父のことを相談するつもりでひなたの家を訪ねました。

相談を受けてくれた金居を前に話しているうちに、金居に包まれるように感じて気づいたら泣いていました。そして、自分はここで勉強しながら父をみたいと思いました。相談に行ったのは四月、五月のはじめには入社のための面接を受けていました。

その年の十月、父は倉敷のホスピスで亡くなりました。一丸は休みの度に、実家のある倉敷に車を飛ばしました。また、「生きて一緒に過ごせる時間を大切にして」と言われ、最期の十日間は、休暇をもらい一緒に過ごすことができました。

一丸は初任者研修を受けて働き始めました。「介護のことを何も知らなかったから、ひなたに入ったのかもしれない」といいます。

独身のときは保育士として働き、保育園では乳児を預かっていました。家庭に入って二人の子どもを育てながら、時々はパートとして保育園で働いていましたが、対象は違うけれど、相手のことをよく理解し、適切な関わりが重要である点は同じで通ずるところはあるのかなとも思います。

「ひなたの家のハードルは高い。医療的な知識・ケア・手技が求められること、看取りの時の関わりなど本当に勉強させていただくことばかり」。毎日毎日そう思いながら、入職してもうすぐ五年になります。実務者研修などスキルアップする機会をもらい、積極的に利用できたのもよかったといいます。周囲の職員もいい方に恵まれ、彼らに囲まれて仕事ができて本当によかったという一丸。

家庭の事情で一年半という長期を休んだ時も、パートの扱いにしてもらえました。これを機会に、ちょっと頑張ってみよう、そう思って勉強して介護福祉士の資格を取り、ひなたの家に復帰。正社員として戻った時に、金居から「待ってたわよ」と声をかけてもらったのが本当にうれしかったといいます。

さらに次の資格を……とは思っていません。今のところは現場でもっと勉強させてもらいたい。住人さんや他の職員から学ばせてもらう毎日です。

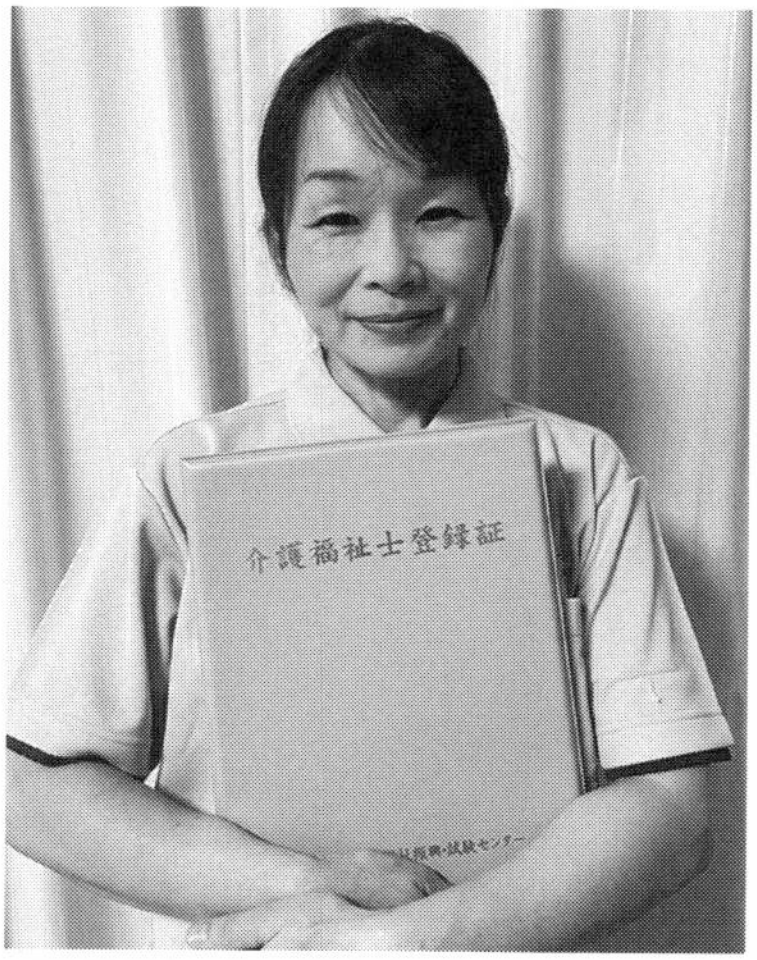

介護福祉士の資格をとって。一丸弘美

自分が苦手としているのは、住人さんやご家族に集中できないこと。ついつい日々の業務に追われてしまって「ゆっくり関われてないなあ」と。「もうひとつ、踏み込んだ話ができてないなあ。もっともっと関われたらいいなあ」そうでないと信頼関係がつくれない、という一丸は、「住人さんやご家族と関わっている時間の一つひとつを大切にしたい。その時、その方にとって、必要なケアができるスタッフとして、また一人の人間として、共有させていただいている時間を大事にしたい、すごく大事なこと」と思っています。

今、いちばんうれしいのは、感謝の言葉や素敵な表情をいただくことです。言葉でのコミュニケーションが取れない方も多く、住人さんの表情がすごくよかったりするとうれしくなります。

最初にひなたの家を訪ねた時に感じた、なんとも言えない温かい雰囲気を私も出せるようになりたい、住人さんとのつながりをより深いものに築きたいといいます。

小さなサインから意思を受け取る

介護福祉士　澤田　真祐子

ひなたの家に入職して八年半になり現在、管理者補佐を務めています。

私が介護士を目指したのは、中学一年のとき祖母を看取った経験からです。三世代同居する家族で三きょうだいの末っ子だった私は、両親が共働きだったこともありお婆ちゃんっ子でした。もっとお婆ちゃんの世話をしたかった、私に知識があればもっとできることがあったのに、という思いが介護士に向かわせました。

専門学校を卒業してすぐに特養に就職、一年経ってその施設のケアの流れ作業に嫌気が差していたころ、同僚で先に退職していた新井さんからの誘いで、ひなたの家を知りました。

ホームホスピスは聞いたこともなかったのですが、とても興味をもちました。一日ボランティアに入りそこで利用者さんお一人おひとりに向き合うケア、家全体に温かな空気が流れるアットホームな雰囲気に触れ、ここで働きたい、私がしたいケアはここで出来るかもしれないと思いました。

仕事にも慣れてきたころ、初めてALSの方と出会いケアの難しさに奮闘しました。人工呼吸器を装着された方を見るのも初めてで、触ったことのない医療機器の扱いに戸惑うばかりでした。目の動きでYES、NOを汲み取り、脈拍の数値で訴えを読む。なかなか思うように思いや訴えを汲み取れず、申し訳なさから涙することもありました。また、ケアに対し拒絶が強く、ケアをさせてもらえないことも多々ありましたが、ある日から少しずつケアをさせていただくようになり、声をかけると笑顔もみられるようになりました。めげずに関わり寄り添いたいという思いが伝わり、スタッフを受け入れてくださったことで、信頼関係を築くことができたのだと思います。この方からたくさんの学びをさせていただき、介護のスキルアップにつながり感謝するばかりです。

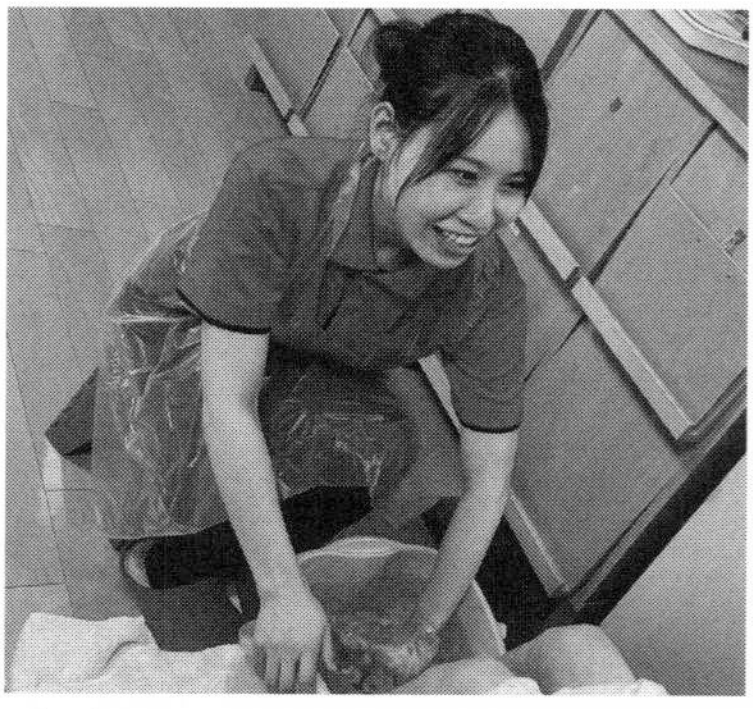
私がしたいケアはここに。澤田真佑子

四年前に自宅で父親を看取りました。ステージ4の胃がんでした。がんが発覚した時から金居さん、中田さんに薬のことをはじめ、なんでも相談していました。ひなたの訪問看護も始まり、お陰でひなたの家で仕事を続けながら安心して看取ることができました。亡くなる数日前にはひなたの家でお風呂に入れることができ、父もとても喜んでいました。今まで一度も仕事に関して詳しく話していませんでしたが、「お前が働くところを見れてよかった。ありがとう」と言ってくれました。その四日後に家族全員で看取ることができました。兄が髭を剃り母や姉、私は清拭・更衣をし、「お父さん、ありがとう」と声をかけながら家族の時間を過ごせました。

働きながら親を看取ることは、ひなたに働いているからこそ出来たことだと思います。金居さん、中田さんをはじめ、勤務を快く代わってくれたスタッフ、職場の皆のお陰だと思っています。「お互い様だからね。気にしないで」とお互いを想い合った言葉かけができる素敵な職場。そんなひなたを私は大好きです。ここで働けて仕事ができることを有難くそしてうれしく思います。

管理者補佐になった今、恩返しの気持ちを込めてスタッフや住人、すべての方がひなたに来てよかったと思えるような環境、雰囲気、ケアができる場を継続できるよう支援していきたいです。

そのためにはスタッフをまとめる力が大切だと思います。ただまとめるだけでなく、一人ひとりが同じ方向を向かないとケアにばらつきができ、一貫性のあるケアができないと個別ケアや住人さんの満足度につながらないと思うので、チームを引っ張って行くためリーダーらしく舵を取っていきたいです。

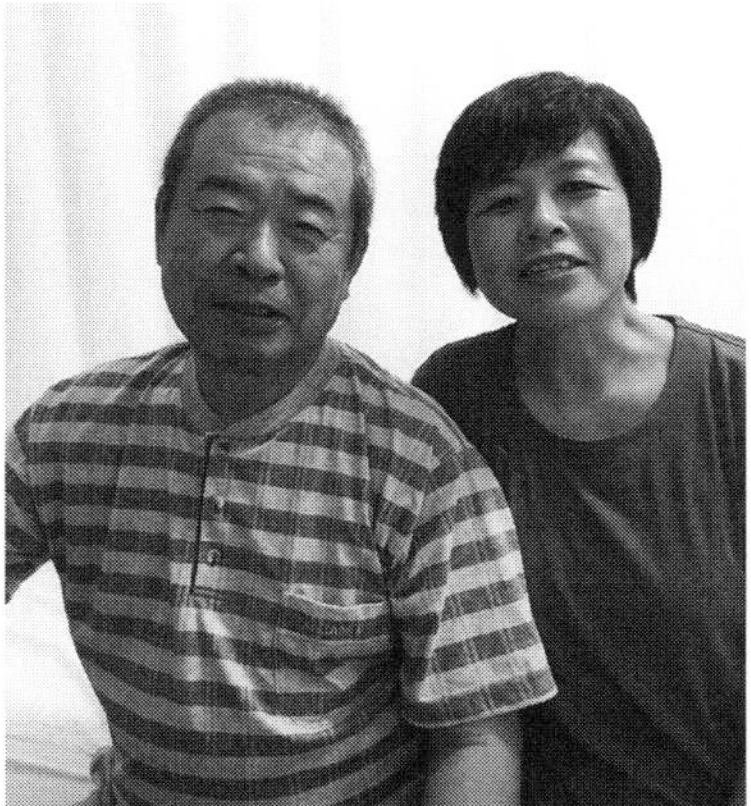
澤田が自宅で看取った父。右は母

看護と介護の要に〈インタビュー・編集者〉

看護師　藤井　朋香

藤井は二〇一八年九月にひなたの家に入職しました。勤務年数は五年になりますが、それでも四人いる常勤の訪問看護師の中ではいちばん短いのだそうです。

看護師としての経験は豊富で、さまざまな現場を経験しています。急性期病院の看護師からはじめて、希望してホスピス病棟に移り、それから訪問看護ステーションに勤め、その事業所が廃業したあと、ひなたの家に。ホームホスピスひなたの家のことは以前から知っていました。

これまでの職場との違いを尋ねました。

「急性期病院は年単位で患者さんとお付き合いすることはまずありません。目まぐるしく限られた時間の中で、その方の背景を知ることや家族と交流をもつことが十分にできなかったように思います。その点、ホスピス病棟では多くを学ばせてもらいました。時間的には患者さんと年単位でお付き合いするということはありませんが、患者さんご自身のことはもとよりご家族の構成も、家族の問題も知って関係を深めていき、家族の力を引き出す」。一人の人が亡くなっていくとき、その辺が大事といいます。

訪問看護師の仕事もその点は同じです。違うのは、患者さんの家にこちらから入っていくこと。何より相手に受け入れてもらわないと、家に入れてもらえません。また、訪問することで、患者さんを知るだけでなく、家の経済状況なども含めて患者さんを取り巻く全体を見ることが大事になります。さらに介護保険にしたがって提供する三十分や一時間のなかで、報酬に対して十分なサービス内容が提供できているかということも意識するようになりました。病院勤めではなかったことです。

ひなたの家は、患者さんとともに生活しているような感じといいます。看護師の仕事は生活を支える点に重点がおかれます。日常生活のケアでは介護士の仕事がメインになりますが、ＡＬＳや末期がんなど重篤な病を抱える住人が多いひなたの家では、常時、医療的ケアが必要になります。住人さんの「あれが食べたい」、「これが見たい」という希望をかなえて、日常生活が穏やかにスムーズにいくためのケアが求められます。

「ひなたの家の介護士さんはみんな優秀でなんでもできる」という藤井。ケアギバーとして、一軒の家の中で介護士も看護師も上下関係はないけれど、介護士さんはどうしても看護師の指示に従い、看護師は指導的な立場になることがあります。互いに、もっとこうしてほしいという気持ちがあるとき、それをどう相手に伝えればいいんだろうと思う。その辺のコミュニケーションは難しいようです。

ひなたの家は中央の相談室でつながったかたちで、ひなたの家と母家の二軒あり、それぞれ五人の方が住んでおられます。藤井はそのうちの一軒が主な担当、常にいるということで、ご家族が安心してくださいます。「看護師さん」と呼ばれることはなく、みなさん、「藤井さん」と呼んでくださる、それもうれしいことです。その分、「長くお付き合いしていた方が亡くなると、ぽっかり穴が空いたようで寂しい、もっと看護的視点で振り返らなければならないのに」と。

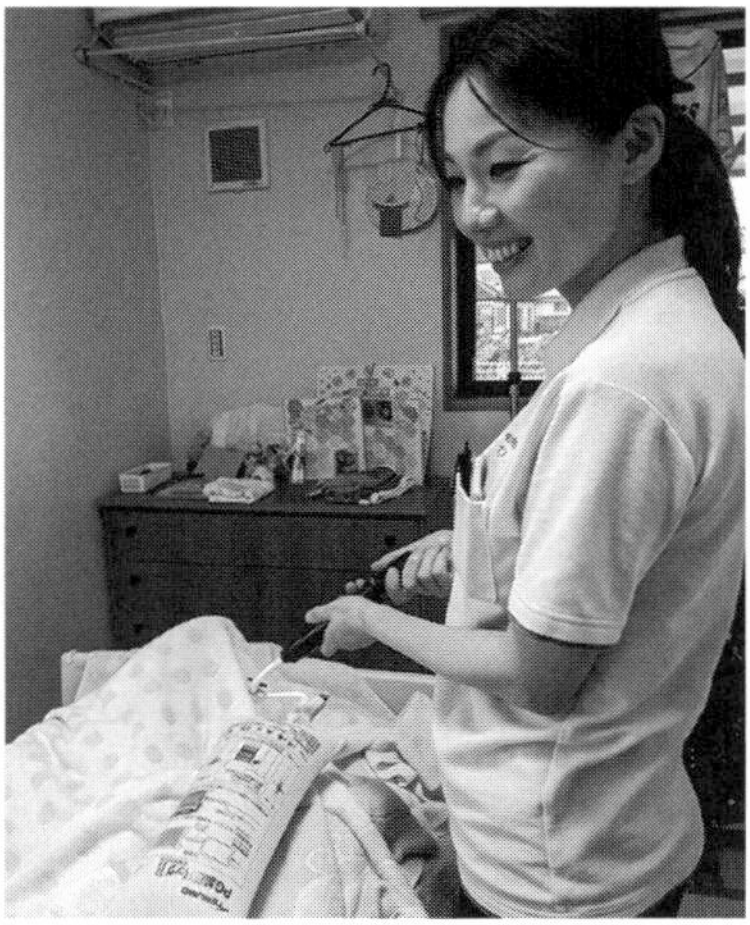

日常生活が穏やかにスムースに過ごせるようようなケアを。藤井朋香

最近はあまり訪問看護には出ていないという藤井ですが、外に出ることで気分転換になることがたくさんあります。もともと訪問看護師をしていて訪問が好きなので、そうした気持ちのバランスを取って訪問に出ることもあるそうです。

勤務体制が整っているひなたのスタッフは、望めば長期の休みも調整してもらえます。旅が好きという藤井は、先日、青森に友人と行くためにまとまった休暇をとっていたのですが、直前にコロナにかかっていることがわかり、結局、休暇期間中はコロナ待機になってしまったと笑います。

近いうちに訪問看護ステーションの管理職になるという藤井は、ホームホスピスという環境の中で看護と介護の要を担っていきます。

余白を残して考えつづける看護〈インタビュー・編集者〉

看護師　米田　佳代

「あんたが好きそうなところができとうでー」尊敬する先輩の一言が米田佳代をひなたにつなぎました。先輩は地域連携室に勤務し、米田が病院勤めに疲れていたのを心配していたようです。それまでひなたの家のことを全然知らなかったと言います。「あんた好きそうやわ」という言葉に誘われて、ひなたの家を見学しました。

それから十二年、訪問看護ステーションひなたでいきいきと訪問看護師を務めています。

病院に勤めていたころ、患者さんに「ちょっと待ってね」ということが多く、それが本当に嫌だった、管理職になってからは、好きだった看護の仕事が嫌いになったと言います。そんなときに訪問看護ステーションひなたに出会いました。訪問看護は「その一時間をその方だけに集中できる」。ひなたの利用者さんは子どもから大人までいらっしゃるので、幅広い年齢層の訪問看護をしています。

「訪問看護にはじめて入る時は、利用者様、家族様との距離感はどのくらいにしようかと考えます。いろいろと話したい人もいれば、中にはあんまり入ってきてほしくなさそうやなあという人、家族もいます」。なのでその距離感を大切にしています。そしてもう一つ気をつけているのが、自分自身の言葉です。何かケアに使えそうなものがあって、うっかり「これいいですよ」と言ってしまうと、家族はそれを「買ってくださ い」と言われたように捉えてしまいます。ときどき血圧計をはじめ医療ケアグッズを驚くほど持っておられる人がいます。看護師がなにげなく言った言葉を家族は必死の思いで受け止めます。ですから、米田は自分の言葉が、医療者としての押し付けにならないようにいつも注意しています。

「訪問看護師は『失礼します』から入って、常に一歩下がったところにいます。私はそういうのが性に合っています」と。ただ、ときには看護師の視点としてはこうしたいところなんだけど、家族の目から見れば、それが日常、それでいいと思っている。その擦り合わせが大事です。それでも、絶対に譲れないところ、患者さんの命に関わる時は、一所懸命説明して納得してもらいます。

「曖昧さを大事にしたい。判断に白黒つけないで、グレーゾーンのままにしておく。常にどこかに余白を残しておきたい」。そこに本当の看護をみている米田です。「ひとの命、生き方はさまざま。一プラス一は必ずしも二じゃない。曖昧にした部分を、自分の中で答えが出ないままずっと考えている」といいます。これでよかったと正解がないのが看護なので、考え続けるのが大事だと考えています。

訪問看護師としては、利用者さんから見て看護師と介護士の区別がつかないほうがいい、という米田。それでも、ひなたの家にいるときは看護師です。ひなたの家のケアを担うのは介護士さん。「私は二歩も三歩も退いています。ひなたの家の介護士さんは食事介助ひとつとってもすごいんです。尊敬します。私は教えてもらうばかりです」。

勤務体制は、四週八休、ひなたの家の夜勤にも入ります。コロナ前は訪問から帰ってきて、そのままひなたの家に入ることがあったのですが、今は感染対策で訪問した後はひなたの家には帰らず、帰宅して、翌日、入ります。二十四時間三六五日の訪問看護ステーションですから、オンコールは代表の中田も入って五人で分担。訪問看護の対象は外が十件ほど、それに仁豊野ヴィラの居住者が入り、ひなたの家の十人の住人さんも入れると、シフトは結構ギリギリのはず。それでも、休みの希望は「なんぼ出してもいいよ」と言ってもらえる。ひなたは、オンオフがはっきりしている職場、ありがたいなあと思っています。先年、父親が急逝した折にはゆっくりと休ませてもらいました。

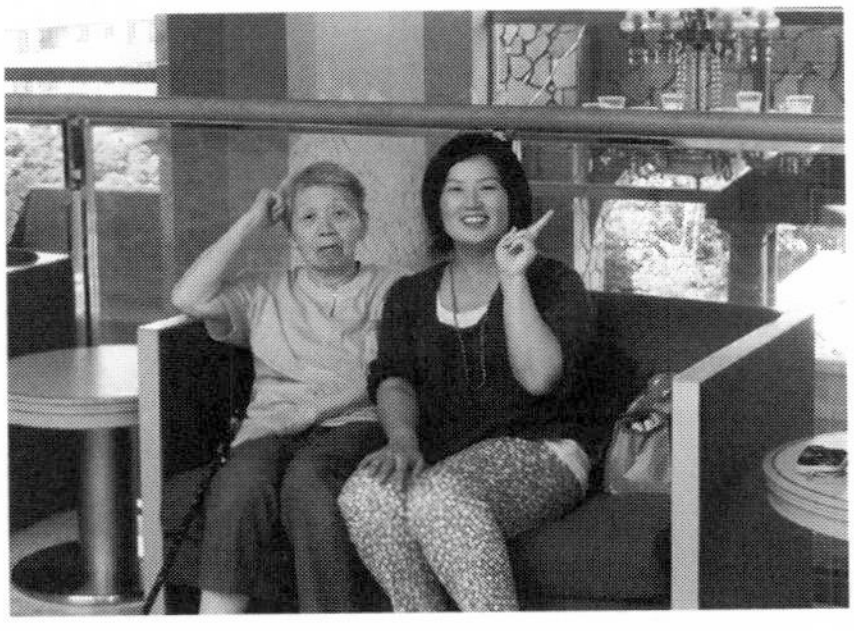
住人の濱本さんと一緒に伊勢旅行

自宅は自転車で五分のところ。子どもたちももうすぐ巣立ちます。

あれでよかったのだろうか、白黒つけずに残した余白の中で自分の看護のかたちを問いながら「性に合う」訪問看護師の仕事をつづける、これからです。

ひなたを支えてくれるボランティアさん

ひなたの家には現在、六人のボランティアさんがいます。庭の手入れや熱帯魚の世話、生け花など勤務中のスタッフにはなかなか手を出せないけれど、必要不可欠なプラスアルファを提供してくださっています。感謝の意味を込めて、ご紹介させていただきます。

小林さんは、リタイヤしてから身体が動く間は社会貢献をしていきたいと思っていたところ、二〇一五年六月七日に開催したホームホスピス西日本支部の研修会に行ってひなたの家を知ったそうです。そこで「最期の時まで穏やかに過ごす家」というひなたの家の活動を聞いて感動して、すぐにボランティアをしたいと連絡をくださって、その月の二十五日から来てくださいました。

「来てみて、やはりすごいなと思った。すぐ亡くなられる方もいるけどみんな穏やかに過ごされている。何より、僕よりも前に入居された方が今でも同じような状態で穏やかに過ごされていることに今も驚いているし、それだけ変わらず丁寧にケアをされているすごさに感動しています。よぼよぼになって、『いつまでボランティアに来るの？』と言われるまで頑張っていたいと思います」と話してくださいました。

小林さんは毎週金曜日九時から三時三十分（日によって違いますが）、朝のラジオ体操から始まり、スタッフと一緒に掃除、段ボールの整理回収、熱帯魚の水槽の掃除、メモ用紙の作成、換気扇の掃除、機械の組み立てなどここに書ききれないほど多彩な作業をしてくださいます。スタッフが住人さんのケアに専念できるようにひなたの家の縁の下の力持ち的存在となっています。小林さんがお休みと聞くと「えー」とがっかりし、お休みから戻ってくると「待ってました！」というスタッフの反応です。

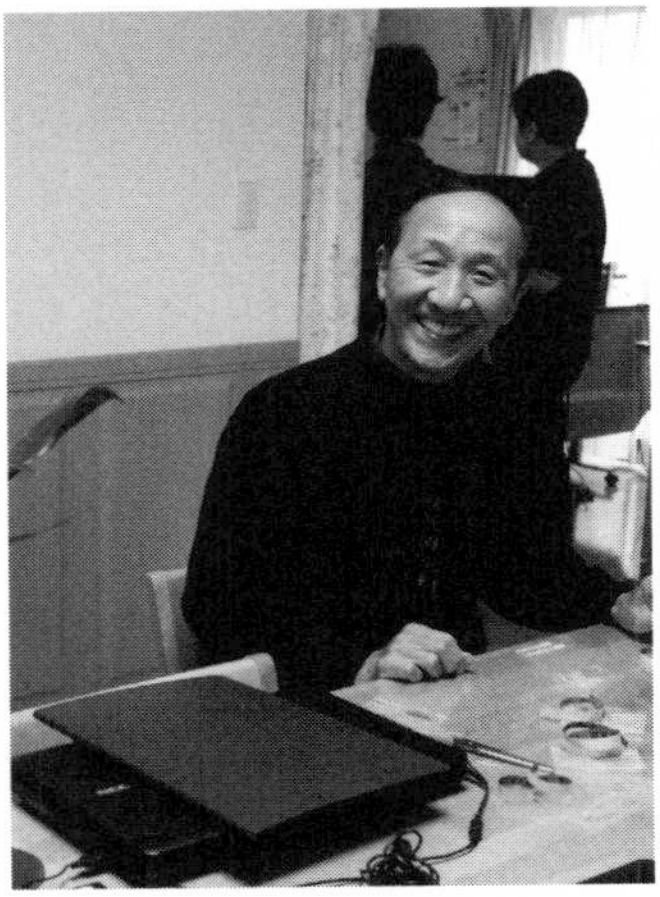
小林さん

＊

藤原さんは、前文で紹介した住人さんのご親戚で、えいくんのおばあちゃんです。「ひなたに世話になったから、その恩返しです」と言って、えいくんがいるときからずっと毎週毎週ひなたの家と母屋の玄関やリビングに生け花を活けてくださいます。生け花のそばに置かれた小物は藤原さんの手作りのものがたくさんあります。玄関の靴箱の上は、ひなたの家に来られた住人の家族や来客が靴を履くときに必ず視線をやり、手をおいてバランスをとり体を支える場所です。住人さんと面会してほっとして帰る家族、涙ながらに相談に来られた家族の方が藤原さんの作品を見て、どれだけ癒されていることかといつも思います。

藤原さんの作品はひなたの家のインスタ（Instagram）に紹介しています。ぜひフォローしてください。

＊

山崎さんは、はじめは住人さんやその家族、スタッフに少しでも癒しになればとセラピューティック・ケアをゆったりとした時間の中で施術してくださっていました。コロナ禍で接触が難しくなっている間でも、毎週、居室に小さな一輪挿しに生け花や季節ごとの飾り物を手作りして飾ってくださっています。また、ひなたの家の花壇や部屋の窓から見えるように植木鉢に花を植えたり、小さな菜園に野菜を植えたり、草抜き、水やりの役割を担ってくれています。山崎さんは時々お友達も連れてきてくださいます。

＊

溝尾さんもその一人です。ひなたに来られないときでも、季節ごとの飾り物を自宅で作成して山崎さんにことづけてくれたりしています。住人それぞれのお部屋には家族との写真やお孫さんの習字の作品が飾られています。亡くなられた奥様の写真、ご遺骨を置いておられる方もいます。その傍にそっと山崎さんや溝尾さんの作品も一緒に飾らせていただいています。

＊

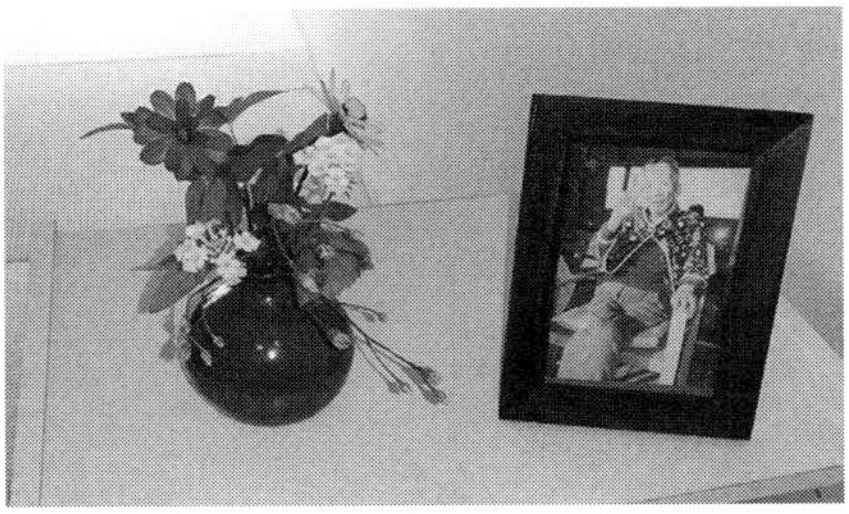

亡くなった住人さんの写真の横に花を飾る

堂田さんは、仕事のお休みのときに月に二〜四回、来てくださっています。いつもひなたの消耗品や住人さんのおやつ等の買い物をしたり、物品に貼るネームやラベルを作成したり、インスタをアップしたりしてくださっています。インスタは、苦手な私の代わりに音楽やコメントをつけて素敵につくってくださいます。いつも「堂田さんが来てくれたらこれしてほしいな」と来てくださるのを楽しみに、お願いごとをためて待っています。

＊

中田兄ちゃんは、中田の兄で二〇一一年六月の開設当初から二〇二二年十一月までの十一年間、ひなたの家で介護職員として働いてくれていました。中田とお

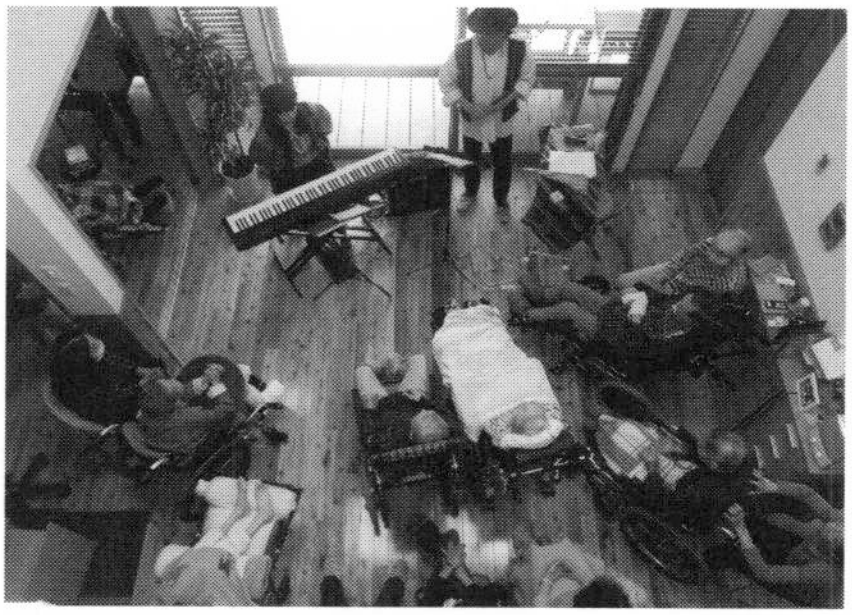

母家で開かれたコンサート

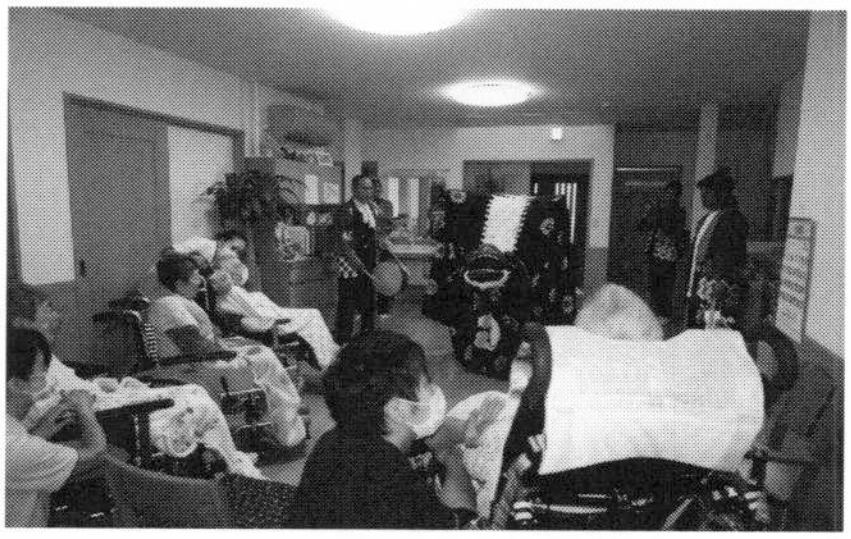

秋祭りで伝統の獅子舞を実演

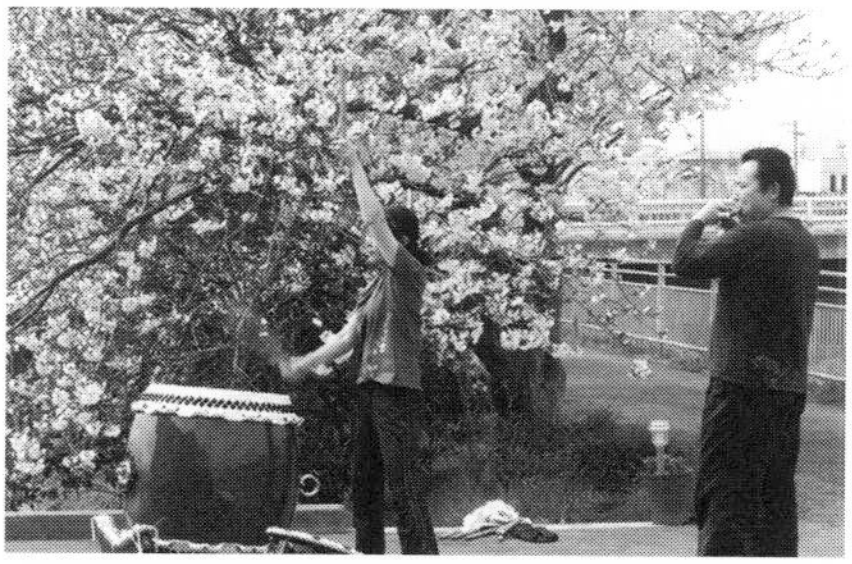

篠笛と太鼓の演奏会

兄ちゃんで「中田」が二人いたので、お兄さんは「お兄ちゃん」または「中田兄ちゃん」と呼ばれています。退職するまでは、非常勤で主にお風呂介助で週二、三回勤務してくださいましたが、その時からひなたの家の中の観葉植物の水やりの当番でした。

六十歳を超えてもなんとか働きつづけてくださっていましたが「そろそろ体力の限界やな、でもボランティアはするで」と言って退職されました。今は、徒歩一、二分の実家から、毎日ひなたの家の周りの鉢植えや観葉植物の水やりに来てくださっています。趣味の篠笛は名人レベルで、時々、演奏会もしてくれます。開設当初から中田兄ちゃんの支えがあったから続けられました。ただただ感謝しかありません。

このようなボランティアの方の支えがあって、ひなたの家での生活と住人とご家族、スタッフの心は豊かになっています。

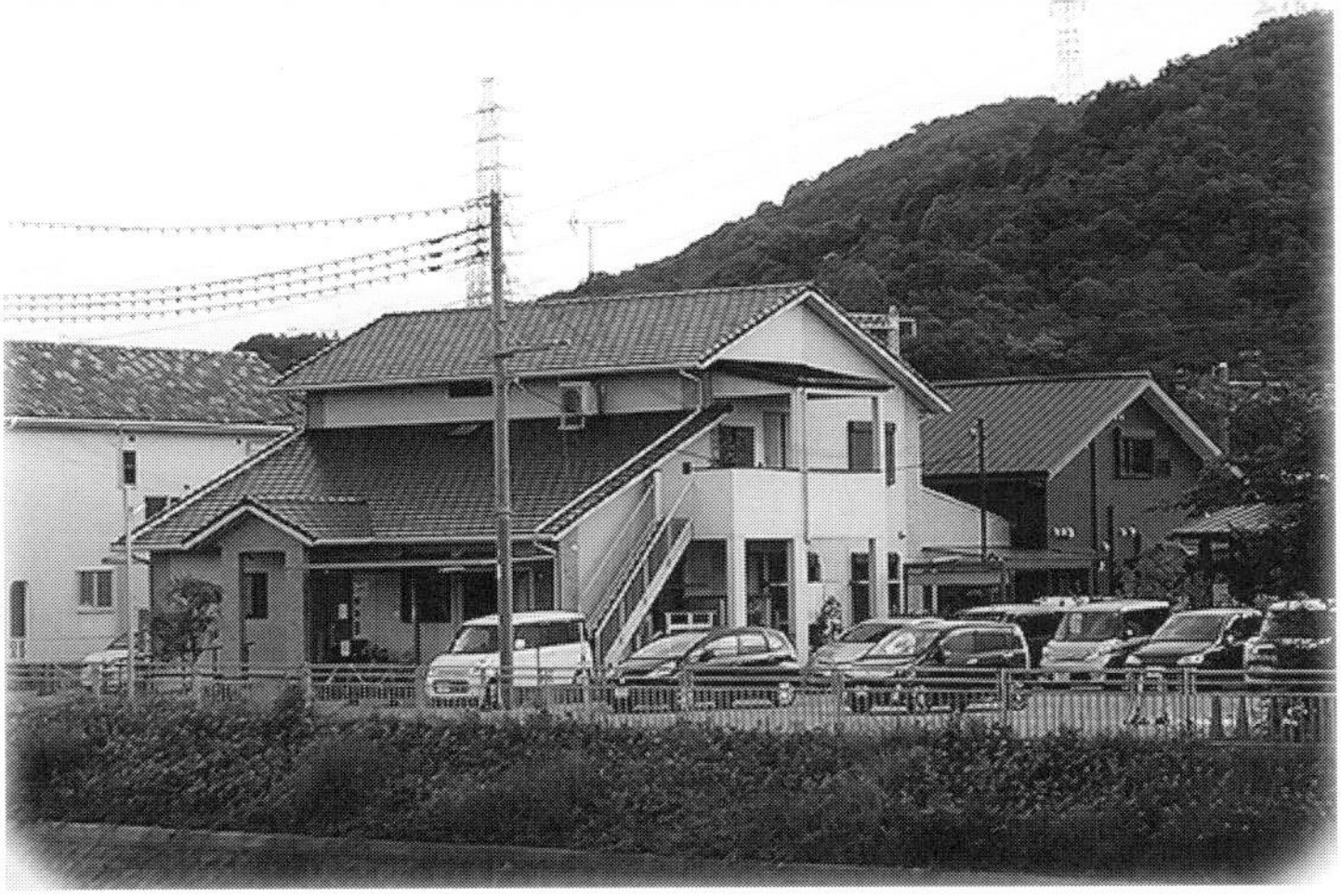

V

運営のリアル

人とものとお金

●スタッフ集め、労務管理、教育、福利厚生

スタッフが集まり、働き続けたいと思う家づくり

スタッフ集めには、ハローワークへの登録、新聞の折り込みチラシの求人募集広告への掲載を使いました。求人募集広告の場合は、枠のサイズ、掲載地域にもよりますが、五万から十五万円が一回の掲載料金でした。さらに求人募集会社へ登録すると（今ではいろいろな会社がありますが）、当時は採用した場合、年収の二五％が請求されました。例えば一人採用して、その採用者が年収四〇〇万円の場合は、求人募集会社に一〇〇万円の支払いが生じるということで、これはとてつもない額でした。

ただ、どの媒体でも他の企業が横並びに掲載されてしまう。どんな職場か？　給与は？　年間休日数は？　福利厚生は？　教育体制は？　が比較されてしまいます。「どんな職場？」と理念を掲げて、その理念に共感し、ここで働きたいと思ってもらうには面接に来てもらわないと始まりません。しかし、就職希望者が、ハローワークに行って仕事を検索するとき、例えば、検索条件を月収「二十万円」、時給「一五〇〇円」にして検索したとして、ひなたの募集要項がそれ以下だったら、検索結果にも出てきません。ひなたの理念すら読んでもらえないことになります。

検索結果にヒットするためには、給与＋手当（処遇改善＋資格＋夜勤等）を他の事業所と同等またはそれ

以上にするしかありません。そのためにはきちんと実績を上げていく。実績を上げていくために、ひなた全体の収入を増やし、福利厚生等をしっかりしていく取り組みをしました。せっかくひなたに就職したのですから、収入はもちろんですが福利厚生もしっかりしていけば、ここで働き続けたいと思う要素の一つになります。スタッフが就職し、ここで働き続けたいと思いひなたを辞めないこと、これが定着していけばスタッフ数も不足することなく、ひなたでのケアの経験知が増え、ケアが充実していくことになる、そう考えました。

そして収入を上げるためには、

①安定したサービスの提供を確保すること（利用者を増やすこと・ホームホスピス内を満室に近い状態にすること）

②加算による収入を上げること（処遇改善・特定事業所加算の上位取得等）に取り組みました。そのために、就業規則の整備、資質向上のための体制や研修等の整備、介護福祉士への上位資格取得や喀痰吸引等研修（第一号研修）修了のための研修を行いました。

労務管理

せっかくのご縁でひなたに就職したスタッフが、働き続けられるようにするための取り組みも大切でした。今までさまざまな職場で働いてきた人、家庭環境、健康状態等背景もそれぞれ違います。その背景に合わせながら、ライフスタイルに合わせた勤務希望と休日の確保に取り組んでいきました。

一カ月の勤務計画は、スタッフにとっての生活の質となります。ひなたの就業規則は四週八休、週四十時間勤務（連続勤務五日まで）。年間の休日は四週八休（年間休日一〇四日）＋祝日＋有休五〜十日以上＝一二〇日以上（計算上、一月の休日は十日前後になる）。約二カ月前に勤務希望を聞いて（誰がどの日に希望をしているかわかる一覧用紙に記載する）、希望数の制限はせずに可能な限り希望通りにしています。

全く希望のない者から、子どもの行事、親の受診付き添い、夫の勤務との調整、旅行などで連休の希望を出す者、連続休日より飛び飛び休みがいいなどスタッフの要望はさまざま。今までのところ休み希望が重なって、変更を依頼することが数年に一回あるかないかです。スタッフ同士で他の人の希望を見て重ならないように気を遣ってくれているようです。

特に、年末年始などは、休みたい人に休ませてあげてと言って「働きます」の希望を出してくれる人もいます。これからも一人ひとりのスタッフの生活の質を保障していくことを続けていきたいと思います。

次に、勤務時間内で勤務を終えること。勤務時間の終わりごろに次の勤務者のために「これもあれもやってあげたい」と言って、勤務時間を過ぎても何かしていることがありました。住人の状態によっては突発的にどうしても勤務時間内には終わらないときもありますが、通常は、勤務時間内にケアを終えて帰る。

「いつ終わるかわからない。うまくいけば終わるかも」であれば何も予定が立ちません。しかし、勤務時間内に終了することが普通になれば、勤務の後に「子どもの習い事の送り迎えができる」、「自分も習い事をしよう」、「買い物をしよう」、「友人との約束しよう」などが可能になります。勤務時間内は精一杯ひなたの家で、大切な時間を住人やその家族に関わり、それが終われば次の勤務者へケアをバトンタッチして、自分や家族のための時間を大切にしてほしいと思っています。

教育

ひなたに就職すると、初めの一カ月から六カ月以上は研修期間になります。その期間は、ずっと誰かと一緒に業務し、ケアをする。経験がそれまでに何年あってもそうしています。

業務のチェック表、住人それぞれのケアのチェック表「見学・一緒に・一人で」と段階があり、指導したスタッフにチェックを受けて独り立ちしていきます。技術チェックも合格するまで何度も何度も繰り返されます。夜勤も一人でできるまでチェック表があって、いきなり一人ではなく二人夜勤でオリエンテーション夜勤をしています。

ひなたの家は現在、「ひなた」と「母屋」が二軒あり、建物と建物が真ん中でつながっています。夜勤を一人で任されるようになっても、例えば、ひなたの夜勤を新人（ひなたにとっての経験年数が少ない者）がしていたら、もう一軒の母屋の夜勤はベテランが勤務するように勤務計画を立てます。二軒で二人夜勤をしている体制ということになります。いろいろな状況が起こりうるので、ベテランが「こんな時には前はこうしたよ。こうすればいいと思うよ」と経験を伝え、新人が安心して夜勤ができるようにしています。

ベテランのスタッフには、「今までひなたに入居された方から学び、悩んできた経験から成長してきたことはどんなことでも」それを次につないでいくことが大切だと伝えています。

また、ひなたでは看取った方のデスカンファレンスを必ずしています。その内容は、思い出や出来事、ケアの振り返り、悩んだことを語ってもらうようにしています。中田からはいつも本人や家族からいただいた言葉をスタッフに伝えることにしています。自分のケアが「あれでよかったのか、もっとこうすればよかった」という後悔を軽減し、自分の関わりに意味づけをすることで次の実践につなぐことができます。感謝の言葉があればそれを伝えて、自分の関わりに誇りを持つこと、ケアする自分とケアされる住人は実は癒し癒され（ケア－ケアリング）の関係にあったと気づく機会にしています。

次に、働き続けるために、資格の専門性が発揮できるよう、学び続けられるように環境整備を行いました。先にも述べましたが、資質向上のための体制や研修等の整備、介護福祉士への上位資格取得や喀痰吸引等研修（第一号研修）を行いました。ひなたに就職したら、職場で給与をもらいながら研修が受けられ、資格も上位資格が取得できる。学び続ける姿勢ややりがいを持ってもらえるきっかけにしています。具体的には、左記の通り。

①資質向上のための体制や研修等の整備――年間の研修計画（ひなたで行う研修一回／月、ひなたが勧める研修）、個人の年間目標と計画、希望研修受講時の交通費・受講費の補助、希望研修受講日の勤務調整

②介護福祉士への上位資格取得――初任者研修修了者→実務者研修を勤務扱いで受講、受講料の全額補償→ひなたで実務経験三年以上で介護福祉士国家試験受験資格

③喀痰吸引等研修（第一号研修）――勤務扱いで受講、受講料の全額補償

その結果、ひなたでは、介護福祉士十三名中十一名が介護福祉士となり、一号研修修了者は全員になりました。

福利厚生

これも、スタッフが働き続けようとするモチベーション維持のための取り組みとなります。

①健康診断──非常勤も正職員も全員受診。

②健康づくりチャレンジ企業へ登録

がん検診の費用の補助（各部位ごとに上限二〇〇〇円補助）、がん検診の費用は健康診断時にオプションで検診し自己負担でしたが、この健康づくりチャレンジ企業に登録して、申請した結果、後で二〇〇〇円を各自に返金できるようになりました。

③希望者に確定拠出年金の導入

六十歳までの個人年金として積み立てすることができます。手数料はひなた負担。また、基本給からの引き落としになるので、社会保険料等の減算になります。

④ひなたが保険料を負担して契約し、スタッフ一人ひとりに保険を掛ける

以前は、正職員には医療保険と給与サポートに加入していましたが、それでは掛け捨てになるため、せっかくの掛金を捨てるのではなく、二〇一九年からは、死亡・高度障害保障と保険期間満了まで持つか、途中で解約すれば解約金が退職金にもなる保険に変更しました。非常勤には、今まで通り、医療保険に加入しています。スタッフが個人で加入している医療保険があれば、ひなたが加入する医療保険に切り替えて個人の分は解約できるというメリットがあります。

⑤ユニフォームの貸与

ひなたの家で履くスリッパ、ズボンの購入費補助、ポロシャツの支給。

⑥年末プレゼントあみだくじ

あみだくじを引いた順番で、スタッフに用意した希望の商品をプレゼント。

開設当初はまだスタッフが少なかったので、プレゼントは二人が使わなくなった電化製品（結構いいもの……）やドンキホーテや量販店で購入した便利グッズでしたが、今では、予算内で一応スタッフにどんなものがほしいかを事前に聞いておいて、それを購入してプレゼントしています。希望商品に毎年炊飯器が多いのはなぜだろう……。

●経営、助成金

経　営

図7は、ホームホスピス内での収入と人件費を表しています。収入分がそのまま人件費になっている年、人件費が収入より上回っている年もあります。ホームホスピスの入居状況（収入）によっても大きく変動します。

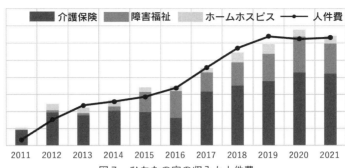

図７．ひなたの家の収入と人件費

①「介護保険」と「障害福祉」は、介護保険と障害福祉サービスとして訪問介護を行った収入です。障害福祉サービスは、筋委縮性側索硬化症（ＡＬＳ）やパーキンソン病を患っている難病・障害者の方が受けるサービスのことです。身体的に重症で、ケアの時間も回数も多くを要するので、介護保険のサービスだけでは十分にケアができず、障害福祉サービスを併用してサービスを受ける必要があります。

②「ホームホスピス」は入居費として、一カ月十二万円（十一日以内は日割）。そこから家賃と水道光熱費を引いた分がひなたの収入となります。

③「人件費」は介護職員の給与・賞与・社会保険料分。ここには、通勤費・労働保険料は入っていません。ちなみに訪問看護ステーションにおける看護師の人件費、訪問看護による収入は入っていません。

今回は、支出としては介護職員の人件費しか表していませんが、ホームホスピスや訪問介護事業所を運営していくためには、通信費（郵送料、固定電話、電子カルテの契約、インターネットのプロバイダ契約等）や消耗品（住人に使用する消耗品ではなく、コピー用紙や事業所としてケア時に使用するゴム手袋等）、社会保険労務士等の顧問料等も必要になります。

入居者への訪問介護報酬だけではホームホスピスの運営は厳しいのが現

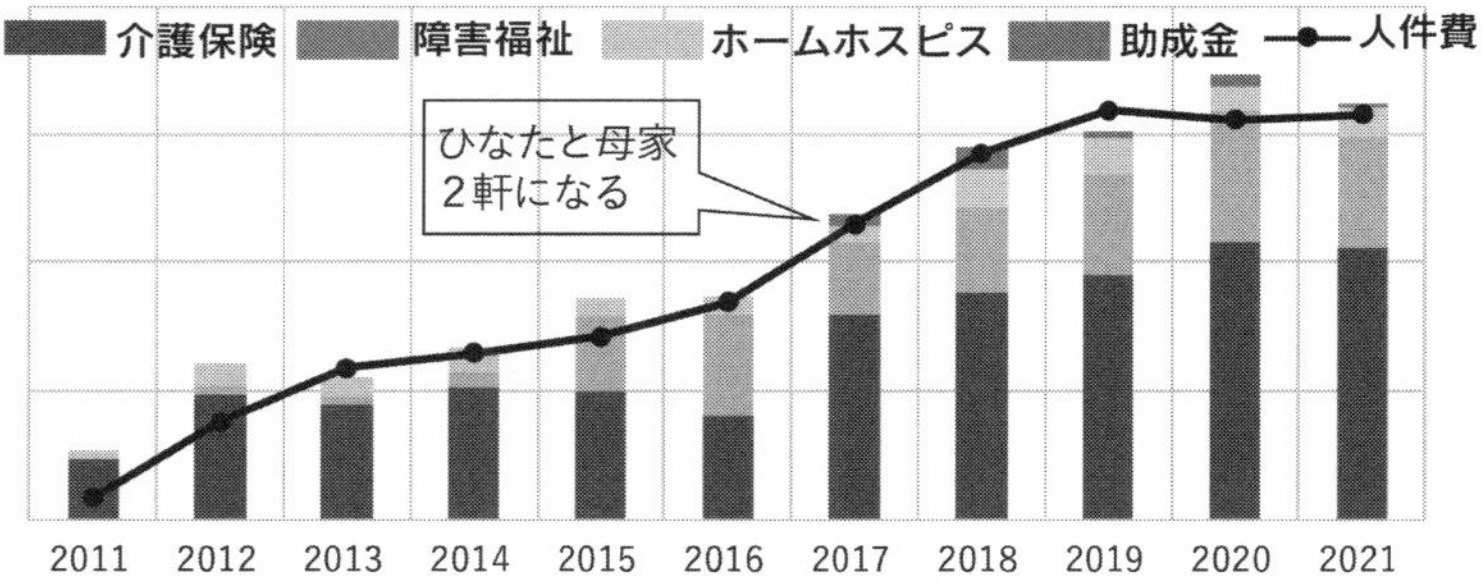

図8．図7のひなたの家の収入＋助成金と人件費

状です。ひなたの家は、訪問看護ステーションも同じ法人内で事業しているため、医療保険対象の住人への訪問看護報酬でなんとか運営できています。

助成金の積極的な活用

助成金は積極的に受けるようにしました。助成金コンサルティングを採用し、労働局からの助成金を受給。具体的には、有期職員（採用時）から正職員への転換時七十二万円。母子家庭者や高齢者の採用三十万円。この助成金は二、三カ月分の研修期間中の人件費に充てることができました。

採用したスタッフは正職員（現在、介護職員は全員正職員）になったので、助成金支給の対象者になり助成金を受給できました。また、喀痰吸引等研修（第一号研修）や実務者研修等を受けるときには必ず研修の助成申請をして、受講料・研修受講時間分の時給分を受給しました。

これで、研修費の法人負担が少なくなり、積極的に研修受講しやすくなりました。図8は、助成金の収入を追加したものです。助成金の収入分は少ないのですが、有効に使うようにしています。

●建物や備品、IT化、効率と非効率

建物や環境について

二〇一一年に新築した家は、ハウスメーカーの自由設計でした。耐震、耐火性能は織り込み済みでしたので、柱の位置は動かせないなどの制約の中、自分たちでソフトを使ったり手描きしたりして、切り貼りしながら部屋の配置から考えました。一般的に家を建てる時に考える玄関や水場の方角などもですが、気の流れをよくするという風水的な考えも学んで考慮しました。大きさは尺モジュールではなくメーターモジュールです。

生活動線と窓

何より大切に考えたのは、住人の生活動線でした。一番はトイレまでの動線です。トイレ渋滞も想定し、二カ所のトイレは必須と考えて設置しています。しかも、二カ所のうち一つは車椅子や歩行器でも入れる広さ、もう一つは壁を支えに、伝い歩きしながら入れる広さとしています。結果的にトイレに行ける方は五人の住人のうち一人おられるかどうかでしたので、この十二年間にトイレ渋滞発生はありませんでした。リビングを中心にして、周囲に居室とキッチン、トイレやお風呂などをうまく配置したつもりです。

視覚としては、プライバシーは守れるように、昼夜ともに適度な明るさになるように、天窓や窓の配置、照明の配置なども生活を想定して考えたつもりでした。雰囲気的にも避難経路の確保のためにもよかったと思ったのは、各部屋に掃き出し窓を設置した点です。北側の天窓もよかったと思います。

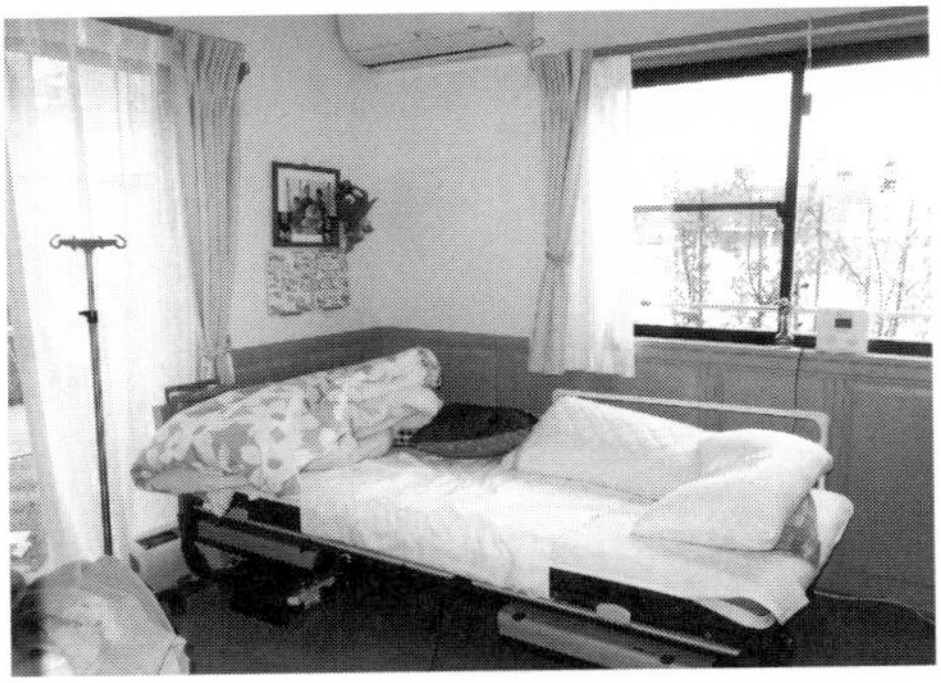

掃き出し窓がある個室

部屋の照明と音

二軒目のときにも天窓を設置しましたが、南側だったため夏場の暑さで慌ててカーテンを設置しなくてはなりませんでした。そして、居室の天井灯については、最初はあまり考えていなかったので、居室の中央に設置されました。そのため、どの部屋であっても、ほぼ天井灯の下にベッドが配置されています。ベッドで臥床する時間の長い住人は、常に天井灯の光にさらされていて、まぶしくてつらいのだと気づいたのは、意思表示のできるＡＬＳの住人さんの訴えからでした。天井灯の位置をずらすわけにはいかず、ベッドの配置を工夫したり、明るさの調整できる照明に変更したり、照明色は温かみのある「電球色」にしたり、遮るものを作成したりなど工夫が必要でした。それ以来、必要ない時には天井灯を消す、ケアする時や食事の時には明るく、それ以外は適度な明るさに調節するように注意しています。明るさの調節もとても重要なケアだと思います。

音についても、トイレや洗濯、キッチンの音が騒音にならないような配置を工夫しました。特に洗濯機の音は結構響いて、心地よい音とはいえません。二軒目を建てた時も、洗濯機はできるだけ居室から離すようにしました。ひなたの南側一〇〇メートル先にはＪＲ在来線と新幹線が走っています。窓を開けて会話をしていると電車の音で口パクになるくらいです。しかし、住人さんにとっては、ずっと静けさの中にいるよりガタンガタンという電車の音は、心地良いようで、うるさいと言われた方はいません。確か、周囲が田んぼですので、カエルの声がうるさいと言われたことはあります。

気流とエアコン

気流についても意識しました。最近の新築家屋は気密性や保温性能が高いため二十四時間換気システムが当たり前のようについています。たいていは居室に新鮮な空気が入り、リビングから汚れた空気を吸い上げて外に出すという仕組みです。空気の流れが常にあるのはいいのですが、例えば、居室で排泄した場合、臭いがリビングに出てきてしまうので、窓を開けて換気するようにしていました。近年のコロナ禍でも、その空気の流れは感染拡大につながるため、早々に各居室に新たに換気扇を設置しました。

また、気流といえばエアコンです。開設当時、人を感知して、その人に当たらないようにとか、当たるようにとかコントロールできるほうがいいだろうと、少し高価なエアコンを設置しました。しかし、それは結果として無駄な買い物になりました。ベッド上でほとんど動けない住人は、人として感知されず、誰も居ないと認識されて、電源がオフになるというトラブルが続いたのです。「えっ、誰か消した？」ということが

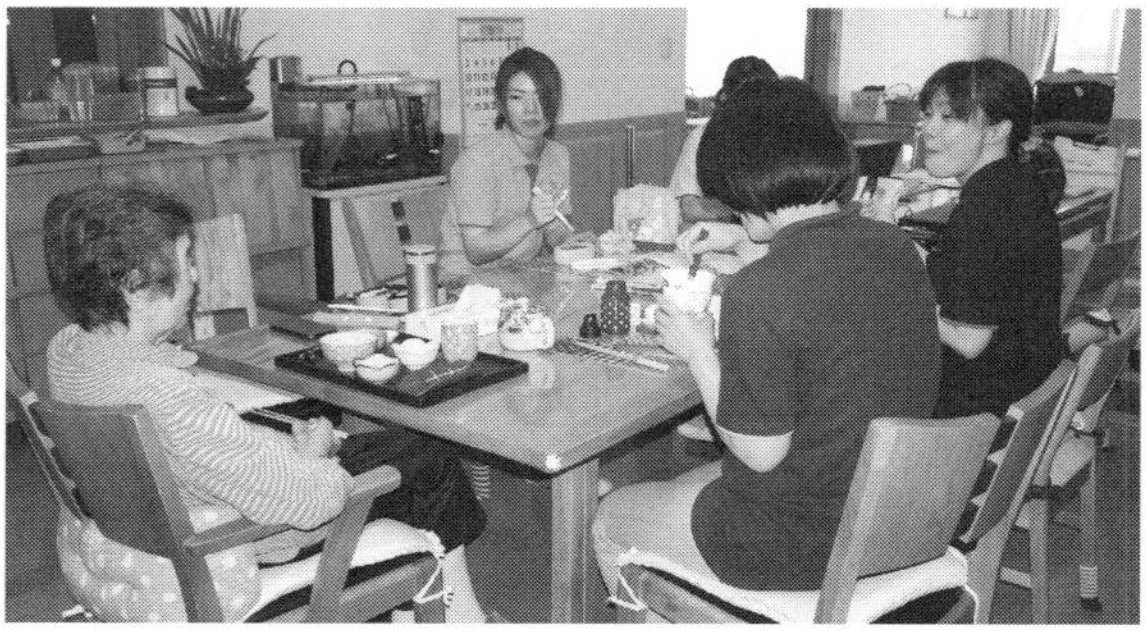

スタッフも一緒にお食事

続いて、やっとその機能に気が付きました。賢いエアコンも考えものです。エアコンの調整も、機械に頼らず、全部屋に室温・湿度計を設置し、室温や湿度、気流をチェックしながら人が調整するように心がけています。

バリアフリーも意識しました。段差はもちろん、少なくとも車椅子が通るためには玄関や各部屋の入口の最大開口に七五センチ以上が必要でした。そのために、居室の入り口は、引き戸で吊り戸という選択になりました。吊り戸だと敷居がなく掃除もしやすいし、開け閉めも軽くて音も静かです。酸素吸入のチューブも引き戸の下を通すことができます。失敗したのは動線の角度です。特に大きな車椅子や寝たまま運ぶストレッチャーは角を曲がりにくく、壁や柱が傷だらけになっています。

和室と洋室、事務所とスタッフの控え室

一軒目の設計での後悔は、洋室を三部屋、和室を二部屋とした点でした。それで、二軒目は和室を四部屋、洋室を一部屋としました。和室のほうが雰囲気もいいし、ご家族が自然と畳の上で座ったり、寝ころがったりできます。洋室だと椅子を準備したり簡易ベッドが必要だったりしたので、「絶対、和室が良い」と思いました。ただ、洋室は床が汚れても掃除がしやすいという利点はあります。しかし、住人の入れ替わりの際

に、畳も汚れていれば表替えができるので、新しい住人さんには気持ちよく入居していただけます。

ホームホスピスを運営するには、住人の生活する場所以外に事務所とスタッフの更衣室・休憩室は必要です。最初は自分たちが住んでいる二階のリビングを事務所とスタッフの更衣室としました。スタッフは、食事を住人と一緒にリビングで食べ、それを休憩としていましたので、労務管理としてはＮＧだったと思います。しかし、Ⅲの「ひなたの家の暮らしと看取り」で紹介した平塚さんがスタッフの食べているカップ麺に興味を示されたのは、一緒に食卓を囲む雰囲気と匂いだったのです。今はコロナ禍で食卓を囲むこと自体ご法度になってしまいましたので「あの時はよかった」と思い出します。

相談室と倉庫の問題

もう一つ、入居相談を受ける場所も必要でした。一軒だけの時には、入居相談をリビングでうかがっていました。リビングは家の中心にありましたので、スタッフにも住人にも会話が聞こえていたと思います。泣きながら相談されている家族をみて「うちもそうやったな」と見守られることもありましたが、これはこれで問題がありました。二軒目を建てた時に、相談室が絶対にいると思って、二軒の間に作ることにしました。今では、そこでゆっくりと相談をうかがっています。

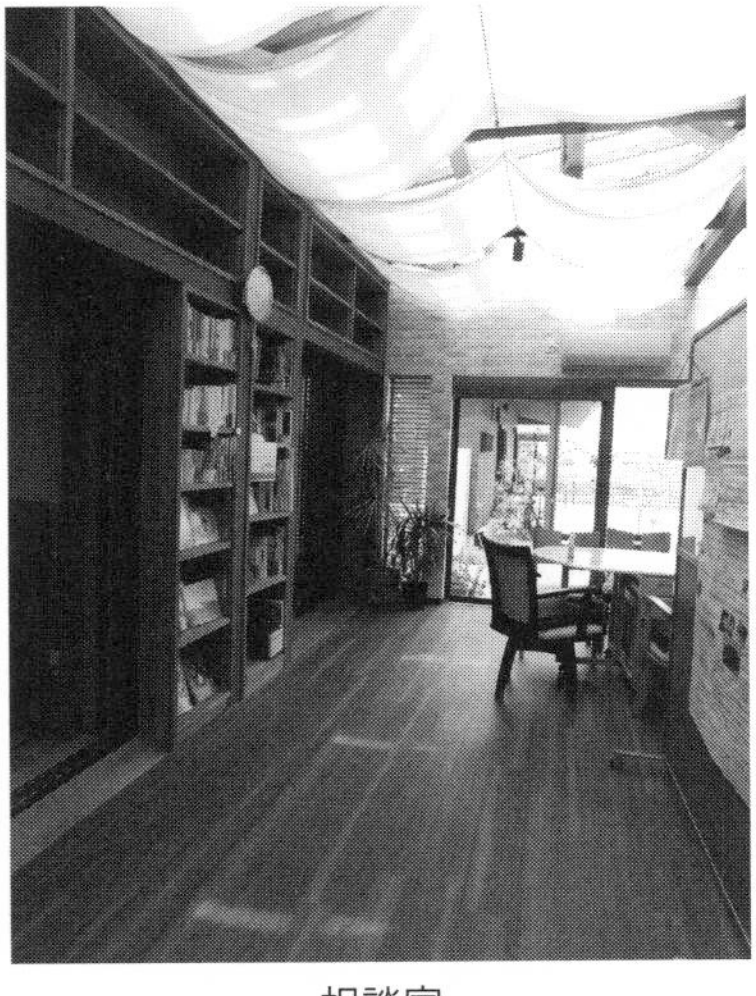

相談室

また、倉庫問題もありました。住人の看取りのたびに、ご家族が「よかったら使ってください」と余ったオムツ、ポータブルトイレばかりでなく車椅子、吸引器、テレビ、ベッド、パルスオキシメーターなどの高価な機器までも譲ってくださいました。ありがたく、受け取って適時大切に使わせていただいているのですが、どんどん置き場所がなくなって困りました。最終的に新型コロナ感染発生時の備蓄として準備した大量の感染防護用品は入りきらず、隣の金居の実母の家に保管する事態になっています。そうでなければ、恐らく別に倉庫を購入しないといけなかったと思います。

備品

ひなたの家のお風呂は、ハウスメーカーで設置できる一番大きな浴室サイズ（二メートル×二メートル）です。浴槽も家庭用の足が延ばせるサイズを設置しました。しかし、浴槽を跨ぐことができる住人はほとんどいなくて二人がかりで抱えて浴槽に入れている状態でした。これでは、大変だということで二〇一三年、日本財団の助成（在宅ホスピス推進拠点整備事業）を受けて、浴室にリフトを設置しました。これによって、シャワーチェアーに座った状態でボタン一つで上げ下げでき、浴槽に入れるようになりました。

ただし、安全のために二名で足が当たっていないか、向きは大丈夫かと確認し、住人さんに声をかけながら行っています。二〇一一年度から介護職員処遇改善対策が導入され、その当時は計画書に問われたのはまだ、「職場環境――腰痛対策、介護補助器具等の購入、整備等」でした。二〇一五年度から「職場環境等の要件について、労働環境・処遇の改善において――介護職員の腰痛対策を含む負担軽減のための介護ロボットやリフト等の介護機器等導入」とはっきりと問われるようになりました。ひなたの家はその二年前にすでに導入できていました。

二〇一九年にマイクロバブル発生装置を浴槽内に設置しました。それまでは、ボディソープで身体を洗った後、浴槽に浸かっていました。ボディソープは過剰に皮脂を取り除いてさらにカサカサするし、皮膚の刺激になる場合もあります。マイクロバブルの浴槽の場合、しばらく浸かっているだけで垢が浮き上がってきますので、ボディソープで身体を洗う必要がなくなりました。「これは、垢?」とびっくりするくらいの汚れです。一度では落としきれない場合も、数回の入浴でみるみるきれいになっていきます。これで、時間も短縮され、ボディソープの刺激を受けずに皮膚の汚れが落ち、泡で気持ちよく入浴ができています。

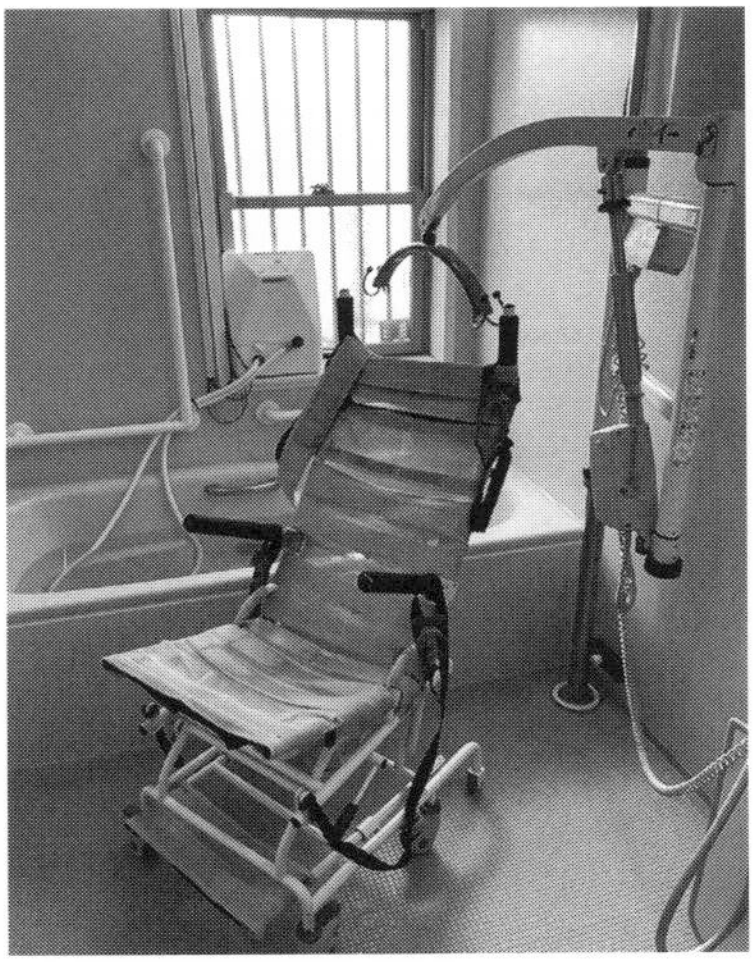

シャワーチェアとリフト、マイクロバブル発生装置

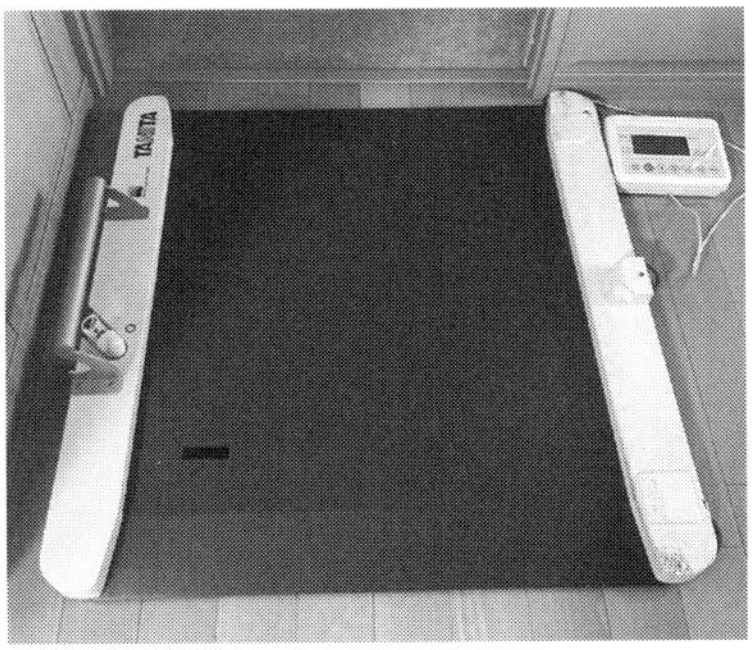

車椅子用体重計

住人さんにとって体重の変化は大切な身体のバロメーターです。その体重測定も大変でした。スタッフが体重計に乗れない住人を抱えて体重を測り、抱えていたスタッフの体重を引いたり、車椅子に乗ったまま四台の体重計に乗って合計したり。でも、毎回測定値が違うという問題が起きていました。

車椅子用の体重計は、大きな施設や病院にあるのは知っていましたが、高価で置き場所もないと思っていました。これも、日本財団の助成が受けられるとなった時に、使わない時にはコンパクトに収納できる車椅子用の体重計を選んで手に入れました。今はなんの苦労もなく、お風呂に入る前に車椅子に乗ったまま測定し、そのあと車椅子と着ていた衣服分を引いて、かなり正確な体重を測定できます。

他にも、住人さんにとって安全で安楽、職員の労働環境や身体への負担軽減といろいろな備品を購入しました。

IT化、効率と非効率

私と中田は、教員や行政の担当官の経験もありましたので、コンピューターを使うのは慣れていました。表計算やデータ管理、研究用の分析ソフトなども使いこなしていました。手書き、手計算のアナログな時代から、デジタル時代への移り変わりを見てきましたので、新しいもの、便利なものへの好奇心はいまだに旺盛です。毎年のように、ケアテック大阪（医療、福祉業界の企業出展会）に出向いて新しい情報を得て、良いものは取り入れるようにしています。

開設当初は、訪問看護も介護も手書きで記録していました。高価な訪問看護の業務用ソフトを導入しましたが、パソコンとタブレット両方で同じ記録ができる機能や、記録と実績、請求までの連携がありませんでした。不便さを感じていたところ、ケアテック大阪でソフト開発業者に出会いました。その企業は看護ソフトに新しく参入したばかりでしたので、社長が直接現場に来てくれて、既存のソフトから私たちの要望を聞き入れたソフトに改良してくれました。今もそのLifewareというソフトを使っています。

介護のソフト導入は少し遅れました。最初は既存のソフトでしたが、やはり使い勝手が悪く、いいソフトがないかと数社のプレゼンを全部聞いて、こんなふうにできないかと交渉してみましたが、なかなか見つけることができませんでした。特にひなたは介護保険と障害福祉両方のサービスを受ける住人さんがいたので、この両方の記録・実績・請求を一つのソフトで完結したいという思いがありました。

しかし、サービスが異なるのでそれぞれのソフトを契約しなければならない企業ばかりでした。当時、唯一のソフトを見つけ、さらに私たちの要望を聞き入れて改良してもらえたリバーランというソフトを今も使っています。気に入ったものが見つかるまであきらめませんでしたが、結構、投資したことになります。

今は、看護記録はパソコンとタブレット（訪問看護先にもっていく）、介護記録はタブレットやスマホで入力しています。その記録が、そのまま実績になって、月末にケアマネージャーへの報告書になり、国保等の請求書になって、家族や本人への請求書、領収書まで一連でできています。看護と介護のソフト、パソコンやタブレット購入、Ｗｉ-Ｆｉ環境の整備は、兵庫県のＩＣＴ機器等の整備補助事業の助成を受けました。

スタッフとの連絡は、最初はメールか電話だけでしたが、ＬＩＮＥを活用するようになり、LINEWORKSが出た時点でいち早く切り替えています。ＬＩＮＥの場合は流出を恐れて利用者の個人名を出したやりとりはできませんでした。しかし、LINEWORKSは社内だけのコミュニケーションツールであり、セキュリティレベルも高いので、個人名を出しての連絡ができます。また、グループの中で誰が既読にしたのか、していないのかがわかる点がとても便利です。掲示板、アンケート機能など社内で活用しやすい機能も重宝しています。

在宅医や薬剤師、ケアマネージャーとの連絡、相談にはMCS（Medical Care Station）を使っています。それまでは、病状の変化、お亡くなりになったなどの事情をそれぞれに電話で連絡していましたが、利用者さんごとのチーム全体で共有できるのでかなり手間も省けます。また、病状のことを医師に相談していると薬剤師さんからも意見が聞けたりして、利用者さんにもメリットがあると思います。他にもそのようなソフトはあるのですが高価です。MCSは無料で始められるメリットがあります。報告書などの書類も全て紙を使わずにやりとりするようになりましたので、郵送する手間も省けています。

社会保険労務士さんとのやりとりは、先方の希望でChatworkを使っています。

今はこれら複数のSNSを通信手段として活用しているところです。全部LINEWORKSにまとめられないかなという思いはありますが、相手によって合わせていくしかありません。コロナ禍で会議や委員会もZOOMをいち早く使い始めて、日勤者はひなたの家で、休みの人は自宅から参加するとして、スタッフみんなで使いこなしています。Instagram やX（旧 Twitter）も昨年から始めました。

このようにIT化を推進している立場ですが、現場に浸透するにはさまざまな問題がありました。コンピューターやタブレットなどのハードを取り揃えなければならず、Wi-Fi環境をセキュリティ面からも整えたり、通信手当支給を取り入れたり、個人情報保護などを含めた活用ルールを作ったりもしました。何よりも、スマホすら持っていなかったアナログなスタッフにはハードルが高かったと思います。便利さやメリットを説明し、スタッフ同士でも教えあって、なんとか今に至っています。

ＩＴ化は業務を効率的にすすめて、そこにかけていた時間を人の手で行うケアの時間に置き換えるためでもあることを忘れてはいけないと思います。私たちの仕事は、効率的に進める部分と非効率でも人の手をかけ丁寧にしないといけない部分があります。前述のエアコンのように機械やＡＩでは至らないこともあり、それを使いこなすのも人です。

時代の流れに乗り遅れないように、良いものは取り入れて変化を受け入れながら、より良いケアを追及していく姿勢は、これからも持ち続けたいと思います。

●スタッフ募集・雇用とその後の苦労話

誰でもいいからはやめました

最初のころは、訪問看護・介護事業所ともに最低人数を維持するだけで精一杯でした。資格さえ持っていたら、ちょっと怪しくても雇ってみる。結果的にすぐに辞めるか辞めてほしくなる。そういう繰り返しでした。労働基準監督署（労基署）というところは働く人の味方です。辞めたいと思ったら翌日にでも辞めていくし、急に来なくなる人だっているのに、とんでもない人だったからといって「辞めてください」とはなかなか言えない。辞めさせられたと労基署に飛び込まれたら、事業主としてはかなりの不利です。とにかく、雇う時の責任は重大なのです。来てくれるなら誰でもいいという考えでは、ケアの質は保てないと思い知りました。

後半くらいからは、面接の際に説明をきちんとして、それでも入職したいかを確認するようになりました。例えば、「医療依存度の高い方がおられて、その方のケアができるようになるまで夜勤はできないし、一人で夜勤するんですよ」、「何年経験があっても、ひなたでは新人です。いきなり自分流のやり方をしないでください。うちのスタッフの教えるその方に合ったケアを覚えて、まずはその通りにしてみてください」、「ひなたの介護スタッフは喀痰吸引などの資格を持って医療依存度の高い方のケアをしていますが、調理や洗濯など生活の援助もしていますよ。調理はできますか」などです。

施設で働いていた介護士さんが、調理はできないと言って辞めた人がいるのも事実です。もちろん、脅かすばかりではなく、やる気さえあれば、きちんとした教育体制をとっていることも説明します。面接の段階で「無理です」と言われたら、その場で履歴書をお返しします。「頑張ります」と言われたら、入職していただくかどうかを検討して書類を送りますと説明します。一旦「頑張ります」と返事をして帰られても、内定を辞退されるのは、よくよく考えて「やっぱり無理だ」となったのだと思います。しっかりとした説明は大切で、その上で覚悟して入職した方は頑張りがきくと思います。

最近入職した若いスタッフに最初にかけた言葉は「覚悟してきてくれたんですね。勇気がいったでしょう」でした。

そして今までの経験から、雇う側としてしっかり見極めたほうがよいと思う内容もあげてみます。

まずは心身の健康状態です。病気をもっているからといって雇わないではなく、その病気をもってでも業務ができるかどうかを詳しく聞きます。身体的な病気はわかりやすいのですが、申告してくれるかどうかが問題です。それで、内定承諾書に「虚偽があれば、取り消す」旨を記載しています。

精神的な病気の見極めは難しいです。本人自身が気がついていないことが多いからです。そこで、社会性という意味でも、面接の時間を守り、きちんとした服装で来るかどうか、履歴書がきちんと書けているかどうか、などは第一関門です。面接の機会が多かった最初のころ、介護士の応募者は二人に一人は約束した時間に連絡もなく来なかったという現実がありました。介護の世界を悪く言うつもりはないのですが、時間や服装にうるさい看護業界との違いを思い知りました。

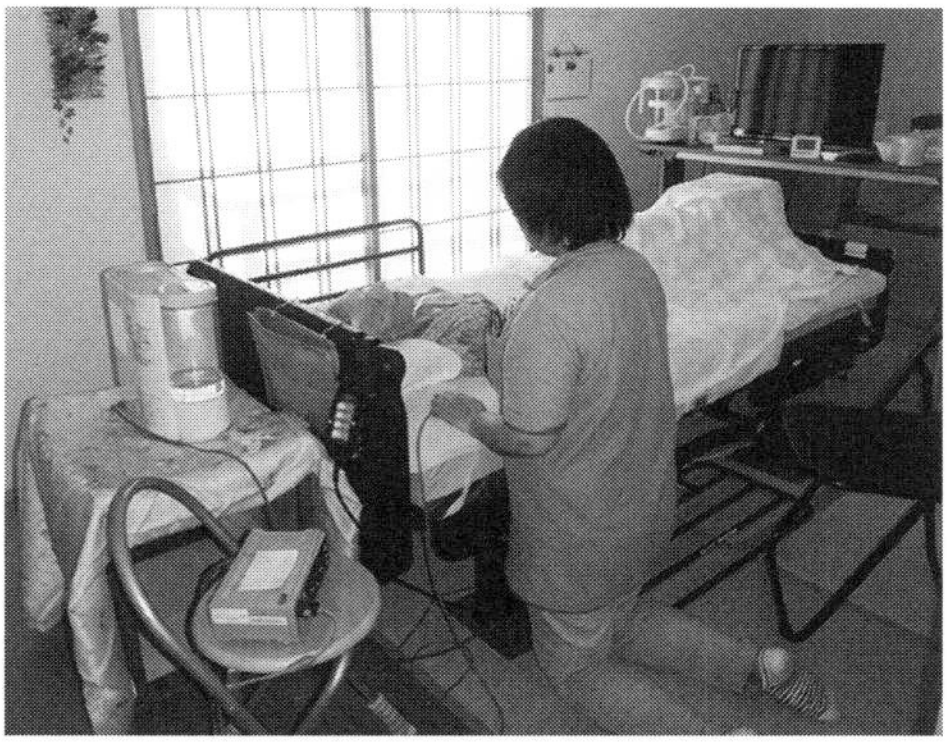

「大丈夫？」と看護スタッフ

また、面接中に感情的になったり、前の職場の批判ばかりする人は要注意です。確かにひどい職場があるんだなとは思うことも多いのですが、前の職場の批判する人には、さほど同情はせずに「それで、職場の一員としてあなたはどうしたんですか」と尋ねるようにしています。もっともな対応をしていれば良しとし、人のせいにして自分が対処しない言い訳ばかりする人は思い切って雇いません。自分の居た職場の批判をする人は、雇っても不平不満ばかり言います。不平不満ばかり言うので他のスタッフにも悪い影響を及ぼすし、職場の雰囲気が悪くなります。

雇った後で、精神的に病気か障害があるのではと思われた場合もあります。その場合、起こっている事実関係を整理して本人に伝え、きちんと病院に行ってコントロールしてもらって働き続けられるように雇用側として努力はします。心療内科の受診に付きそうこともありました。ただ、大きな会社ではないので、その人にあった配置換えはできないし、持続的な業務軽減も難しいのが現実です。そのスタッフと一緒に選択肢を考える中で、違う職場のほうがよいのではないかという結論になることもあります。特に怒ったり嘆いたり負の感情をコントロールできない人は、ケアする側には向いていないと思います。そこで面接の際、気になった方には「あなたは自分の感情をどのようにコントロールしますか」というような内容の質問をすることがあります。

雇う際にほぼ全くわからないのは、資質（知識や技術、アセスメント能力）です。試験をするわけではないからです。事務職員を募集した際、ワープロやコンピューターが使えなくても応募してこられるのには驚きました。「できる」と答えても、指一本でゆっくりしか打てないのでは仕事になりません。それで、面接の際、コンピューターでこの文章を打ってみてくださいと実技試験をしたことがあります。

介護士も看護師もどんな経験してきたかを確認するようにはしますが、その経験から何を学び、身につけてきたかまではわかりません。雇ってみてからわかることが多いです。例えば、介護スタッフの場合、根本的に文章を読み理解する力がなかったり、漢字が読めなかったり、専門用語がわからなかったり、計算ができないなど、基礎学力段階から大きな差があると気が付いたことがありました。しかしそれは、そのスタッフに合わせて丁寧に説明すればなんとかなります。わかったふりをしたり、わからないことをスルーしたり、そんな傾向があると大きな間違いを起こすのでトラブルメーカーになりかねません。そういう場合は正直に言ってもらうよう頼みます。

勉強しない、メモを取らないなど学習の姿勢にも差があります。ただ、介護スタッフは技術面からしっかり教えていくので、正直で思いやりさえあればどんどん成長していくと思います。

看護スタッフの場合、夜勤の一晩で褥瘡をつくってしまう、平気で抑制をする、経鼻経管チューブを入れられない、留置針を入れられない、観察やアセスメントが弱い、そんな現実がありました。チューブなどを入れられないというのは、入れようとして泣き出したり、入れようともしなかったりという意味です。そうでなければ教えたらすむのです。

介護も看護もみんなが同じように知識や技術があるわけではない。それは、わかっているようでわかっていなかった現実でした。

トラブルのあったスタッフとのやり取りは記録に残すようにしています。

ケアマネージャーについて

金居はケアマネージャーの資格を持っていましたが、訪問看護師として動く選択をしました。開設当初は居宅介護支援事業所を併設してなかったので、外部のケアマネージャーさんに依頼していたのですが、ホームホスピスというもの自体を理解してもらうのに苦労しました。最初は批判的にみていた人も、実際に入居された方の様子やご家族の満足感を評価してくださるようになっていきました。

しかし、そんな苦労もあって、入居されている方の担当をしてもらったら連携がよいのではないかとケアマネージャーを雇用し二〇一一年十月から居宅介護支援事業所を開設しました。それ以降、ケアマネージャーにもいろんな人が居るという現実を思い知ります。

ケアマネージャーは、どちらかというと行政側の立場で、ルールを守って公平にサービスが受けられるようにする役割です。ケアマネージャーが「良し」としなければ、介護保険は使えない仕組みです。雇用したケアマネージャーであっても、その人の考え方や価値観によって「良し」とはならず、かえって連携がとりにくい場合もありました。

また、ケアマネージャーとして雇っても、入居者五名の担当だけでは、その人の給料分の収益はありません。外からの依頼を受けたいと思っても、そうそう新規の依頼はなく、収支が合うまでには年単位の時間がかかりそうでした。そこで、介護福祉士の資格を持っているケアマネージャーに介護を兼任してもらう契約で雇ったこともありました。しかし、翌年の実地調査で兼任不可の指導を受け、介護士かケアマネージャーかどちらかを選択するしかなくなって辞めていかれました。当時はそんなことも知らずに、空いている時間は介護をしてもらったらいいという甘い考えで雇ってしまって申し訳ないことをしたと反省しています。

このような現実があって、最終的には居宅介護支援事業所を休止し、ケアマネージャーは外部の方に担当してもらったほうが、抱え込みにならずに、外の風が入るのではないかという結論になりました。ホームホスピスに興味を持ってくださって協力的、親切で対応の速いケアマネージャーさんはそんなにはいません。この十二年であの人に頼みたいと思ったケアマネージャーさんは数人です。

兼任・夜勤の壁

兼任と夜勤問題は、介護保険の仕組みの中で私たちにとっては大きな障壁です。監査指導課から必ず指摘される事項なのです。訪問介護事業所で管理者と介護士の兼任はできます。しかし、夜勤はできないのです。管理者とサービス提供責任者（サ責）は常勤でなければならない、そして夜勤はできない。勤務表と労働契約書を見比べてしっかり指摘を受けます。最初はサ責だけだったのに、いつの間にか管理者も夜勤ができない決まりになっていました。有料老人ホームがどんどん増えた結果、悪質なケースがあったそうで、締め付けが厳しくなるばかりでした。

姫路市は中核市になっているので、兵庫県のルールではなく姫路市のルールです。その地域でやっていくには、そのルールを守らなくてはいけません。二十四時間のサービス提供をうたっている事業所なのですから、二名のサ責を配置して、管理者やサ責も夜勤をして、夜間のケアを評価する、日勤では必ずどちらかのサ責が勤務する体制を取っており、こちらのほうが理にかなっていると思います。しかし、今現在では認められていません。「日勤にはどちらか一人」がいればいいのではないですかと訴え続けています。

兼任と夜勤問題については、監査や実地指導で指摘されてすぐに取り消しや減算などの罰則があるわけではありませんが、改善策を求められます。正職員のスタッフは夜勤をするという契約で雇っており、本人も夜勤がなくなると収入が減るので嫌います。夜勤があると日中、自由になる時間が増えるので生活もしやすいと言います。管理者手当はあるものの、今まで夜勤をしてきたスタッフに夜勤をやめて管理者になってほしいとはいいにくい、とすれば、改善策は人を雇用するしかないわけです。いろいろ考え、監査指導課とやりとりをした挙句、落としどころとして、現在は中田が訪問介護事業所の管理者とサ責を兼任しており、金居が訪問看護事業所の管理者をして、二人とも夜勤はしていません。

ホームホスピス業務って何？

労働契約書には「業務内容」という項目があります。最初のころ、そこには看護師なら訪問看護、介護士なら訪問介護と記載していました。あるとき、電話に出たり、玄関チャイムの対応をしたり、まったくしないスタッフがいて、「何故してくれないのか」と尋ねると「私の業務は、訪問看護ですよね」と返ってきました。そう言われて私はびっくりしましたが、契約書には確かにそう書いてあったので、ぐうの音も出ませんでした。それで「訪問看護、ホームホスピス業務」と並べて記載し、「ホームホスピスというのは、一軒の家なので、郵便や宅配も届くし、自治会の人が回覧を持ってきたりもします。ご家族とのコミュニケーションなども大切な業務なんです」と説明するようにしています。

そして、このホームホスピス業務については、監査指導課から必ず質問があります。「訪問介護として決まった時間に訪問する以外にホームホスピスとしての業務があるでしょう。ホームホスピスの業務をしている時間は訪問介護としての勤務時間とは言えません。それを差し引いて常勤換算してください」と、そんなややこしいことを言うのです。私はこう答えます。「訪問介護に行くための準備と後片付け移動時間、記録時間も必要です。それに正職員のスタッフは、法人の職員として、掃除や電話対応、書類整理など、当然の仕事です。訪問の合間に何も仕事がなかったとしても給料は支払っているので、区別できません。せめて非常勤の職員だけの区別にさせてください」と。その主張は理解してくれたので、非常勤職員の場合だけ、訪問間隔の空く夜勤の時にホームホスピス業務と区別して時間を分けています。

つまり、労働契約書の「ホームホスピス業務」は、主にケアを行うための付随業務のことを指します。監査指導課の指摘するホームホスピス業務は、非常勤のスタッフが訪問もないのにホームホスピス内に滞在し訪問介護に関係ない何かをしていることを指すと解釈しています。

例えば、毎朝身体介護で、洗面・口腔ケア・排泄介助・食事介助までしています。三十分ではとても終わらない内容です。しかし、介護保険の範囲内で一カ月のサービスを計画するには、実際は一時間かけて実施していても、身体介護1で三十分未満だけの実績報告しかあげない。また、実際は二人介助をしていても、二人介助で実績はとっていない。その延長した三十分や二人介助は訪問介護の延長、一貫のサービスととらえると、介護とは違う業務なんてないと考えています。強いていうなら、通常の訪問介護より量も質も高いケアをしていること自体がホームホスピスの業務なのかもしれません。

スタッフの待遇と育成

①労務管理の失敗？――最低賃金というのは、雇用者がその最低賃金以上の賃金を支払わなければならないとされている制度です。兵庫県の最低賃金は、ひなたの開設当初の二〇一一年は時給七三六円でしたが、現在は九六〇円、今年二〇二三年十月からは一〇〇一円になります。

最初の賃金設定の際には、意識して決定していましたが、途中で意識せず契約をしてしまったことがありました。スタッフもそんなことあまり気にしない人が多いのですが、「これだと最低賃金以下になる」と指摘してきたスタッフがいました。慌てました。それからは、雇う時には、必ず最低賃金は確認するようにしています。

②国家公務員並みの待遇？——国家公務員として長年働いていた私たちは、週休二日、夜勤は月八回以内（二交代制勤務だと四回）、祝日の代休なども当たり前だと思っていました。最初の就業規則や給与規定なども、国家公務員のものや直前まで勤務していた大阪の公的な訪問看護ステーションのものを手本として作りました。

当時の賃金計算を担当してくれた社会保険労務士さんは、他の介護事業所に比べて待遇が良すぎるとびっくりされました。社労士さんは四回変わりましたが、どの社労士さんも同じことを言われます。走り始めているのに、今より待遇を悪くするのは、労基的にも看過できないことになりますし、スタッフの不満にもなりますので、現在も変わっていません。

この大盤振る舞いが功を奏したのかどうかはわかりませんが、給料も福利厚生も良いから働き続けているというスタッフがいるのは確かです。赤字になれば、そうはいかないですよと説明しながら十二年が経ちました。

③税金対策？——特定非営利活動法人なので、利益が出たらスタッフに追加で三月のボーナスを渡したり、働きやすいように物品購入や環境整備をしたりしました。最初は、法人の税金対策としてスタッフに還元

していたのですが、結局、給料が上がった分スタッフも税金が多くなり、社会保険料も高くなってしまい、手取りの金額は変わらないという結果になり悩みました。そこで、スタッフの税金対策として確定拠出年金を導入した経緯があります。

④祝日多すぎ問題――国家公務員と同じで、祝日は休み、祝日に勤務したら代休か祝日手当がつくという規則で最初から運営が続いていました。最初年間十五日だったのに現在は十六日、オリンピックがあった年には三つも祝日が増やされました。祝日と年休を合わせると年間一二〇日ほどのお休みになります。スタッフは毎月十日前後、つまり月の三分の一はお休みという実態です。休みが多いので副業をしたいと言うスタッフまでいました。

設立以来勤務表を作り続けてくれた中田でしたが、その年によってコロコロ変わる祝日に悩まされていました。勤務表作成に手慣れた中田でも困っていましたから、これから世代交代した管理者はもっと悩まされるだろうと思いました。それで、就業規則でひなたとしての祝日を決めてしまうことにしました。その年によって祝日を変えられても、ひなたとしての祝日はずっと同じ日で、年九日となっています。

⑤勤務表、甘すぎ（?）問題――中田と金居の間でいつも議論というか喧嘩？　になる事柄があります。中田は、全スタッフの勤務希望を制限なく全て聞こうとするのです。看護師の時でも当たり前のように勤務希望は四日までなど制限がありました。人数が少ない時はそれでもお互いさまでなんとかなりましたが、全スタッフが三十一人にもなっても続けています。子どもが居る、介護している、夫婦で勤務を調整しているなど、できるだけその人の生活に合わせて希望がかなうようにしているのです。

逆に特に希望はないスタッフもいるのですが、そういうスタッフには中田の判断で休みをつけるようです。私は、中田が悩みながら大変な思いをして勤務表を作っていることを知っていますので、もう少しルールを決めて希望が多い人には我慢してもらったほうがいいのではないかと主張します。また、公平さに欠けると不満に思うスタッフが出かねないと反対する立場です。

しかし、実際にはこれまで、あまり問題にあがったことはありません。恐らく、一人ひとりにとってさほど不満のない勤務表ができているからだろうし、希望の多い人の事情もなんとなく他のスタッフは理解してくれているからだろうと思います。例えば、親の看取り、配偶者の看取りで急に一カ月ほど休みがほしいと希望してきた際も、中田はあっという間に勤務表を作り直します。中田から急に「勤務変更のお願い」というＬＩＮＥが来たら、何かの事情があるのだろうとスタッフみんなが協力してくれるからできることです。

甘すぎの勤務表が、お互いに助け合おうというスタッフの気持ちを醸成したのかなと思います。

⑥スタッフの育成は、ある意味地域貢献――ひなたの家の住人さんは、吸引や経管栄養の必要な方が大半です。そこで、介護職員は採用されて一カ月以内に喀痰吸引研修が始まります。基本知識と人形での技術テストに合格した後、何度も何度も必ず誰かに付いてもらいながら、住人お一人おひとりに合った手順と技術を身に付けます。ほとんどの介護スタッフが、住人全員に対応した技術テストに三カ月では合格しません。合格するまでは、本来介護スタッフ二名の配置をプラス一にして三名での勤務にします。合格してから初めてオリエンテーション夜勤に入るので、一人前に働けるようになるのは一年くらいかかると思って

います。

こんなふうに手厚く指導している理由は、ひなたの家の住人さんは「痛い」も「つらい」も訴えられない方が多いので、きちんと技術が身に付いてから一人でケアするという段階を踏むことで、住人さんの安全と安心を守るためです。

しかし、付きっきりの指導、勤務扱いの研修、費用全ては事業所もちです。喀痰吸引の資格も取得したあと、短期間で辞める人もいます。研修の途中で資格が取れてなかったとしても、大切に育てて、やっと一人前になったと思った時に辞めていかれるのは、私もですが指導に当たったスタッフもショックです。また、何度も練習のために我が身を捧げてくださったことになる住人の皆さんにも申し訳ないと思います。特に、喀痰吸引の資格はどこにいっても通用するので次の就職に有利な資格なのです。

これはいろいろな意味で大きな損失だと思ったので、すぐに研修規定を作成し、一年以内に退職する場合は全額、二年以内で三分の二、三年以内は三分の一の返却を求めると定めました。採用時のオリエンテーションで必ず説明するようにしています。

しかし、金銭的な損失よりも、懸命に指導した私やスタッフの喪失感のほうが問題です。そこで、「その人が他の事業所に行って活躍するのなら、ある意味地域に貢献したことになる」と思うようにしています。

料金受取人払郵便

早良局
承　認
60

差出有効期限
2024年10月31
日まで
（切手不要）

郵便はがき

814-8790

福岡市早良区西新7丁目
1-58-207

木星舎行

購入申込欄

本書の追加ご購入は，このはがきで直接小社にご注文ください。郵便振替用紙を同封の上，お送りいたします。（3冊以上は，送料無料）。なお，書店に注文される場合は地方・小出版流通センター取扱書ということでご注文下さい。

ホームホスピス　ひなたの家の12年	冊

通　信　欄

本書に対するご意見・ご感想などお聞かせください。今後の参考にさせていただきます。

■ ご住所

TEL　　（　　　）

■ ご氏名

■ お買い上げ書店名

■ ご意見・ご感想

ありがとうございました

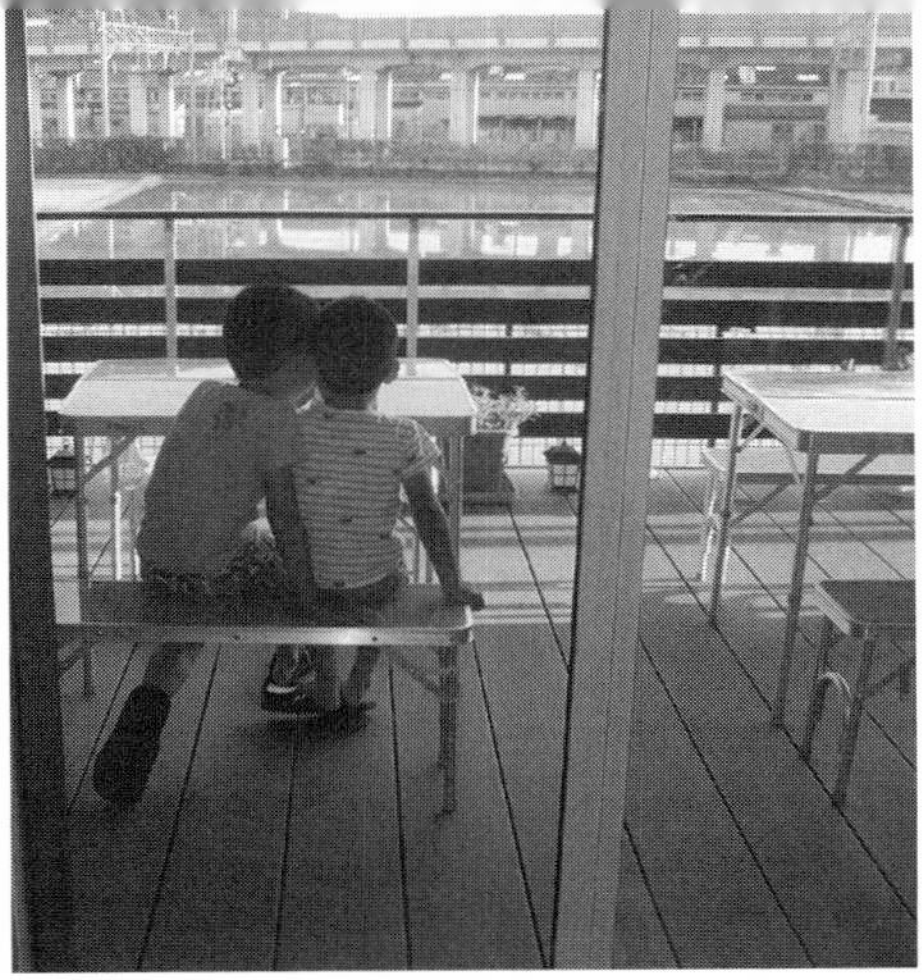

VI

ひなたの家のこれからを思う

はじめた二人の終い方

——新たな物語の始まりに——

私たちが隠居する日

二〇一一年六月、金居四十八歳、中田四十四歳のときにホームホスピスひなたの家を開設。二人とも国家公務員でした。国家公務員は、「満六十歳に達した日以降における最初の三月三十一日をもって定年退職とする」という規則があります。NPO法人ひなたの就業規則もそれに倣いました。

二〇一一年当時、ホームホスピスは全国に、かあさんの家、たんがくの家、愛逢の家、われもこう、神戸なごみの家、そして長崎県五島のオハナの六軒だけでした。この先駆的なホームホスピスのように継続できるか半信半疑。開設したら住人やひなたで働くスタッフを必死で守り抜く覚悟はありましたが、まさか、ひなたの家が十年以上も続き、二軒もあって、介護職員が十四名になるとは思ってもいませんでした。もし、経営的に難しくなったら、二人の内一人がどこかに就職して資金を調達するか、きっぱり継続をあきらめるしかないと思っていました。

ところが十年が過ぎてしまいました。二〇一一年に二人が思い描いて、ホームホスピスひなたの家を設立し、二人で検討したり、活動してきました。二人のどちらかがいないとできないのではなく、次の責任者の育成、スタッフも運営に参画していくこと、二人がいなくてもひなたの家を継続できるようにすることが今後の課題となりました。そして、その準備の期限を中田の定年退職日にしました。とはいえ、「責任者に定年はない」と周りから笑いながら言われているのが現状ですが……。

二〇二一年、ひなたの家が設立十周年を迎えたときに「私たちは中田が六十歳になったら隠居します」とスタッフに宣言しました。スタッフはそれを「二〇二七年問題」と名付けました。

毎年、年度末に金居がスタッフと「来年度の目標、これからどうするか」を課題に面談をします。しかし、私たちが隠居すると言った年の面談は「二人が辞めたらひなたの家がなくなるかも……？」、「継続してくれる？」、「もし、ひなたの家がなくなっても介護職員としてどこでも通用するよ」といった話をこちらからすることになってしまいました。

その時のスタッフの反応は、「少なくとも二人がいる間は辞めない。どこの職場でも通用すると言われてもどこでも働ければいい思っているんじゃない。できればひなたの家で働き続けたい」でした。

では、ひなたの家を継続して運営するためには、スタッフが働き続けられる体制づくりが重要になってきます。

ひなたの家継続の条件　1・・・医療依存度の高い住人に対する二十四時間対応の維持

今まで、ひなたの家は、病院や施設、家でも看護や介護が難しいと言われる状態の方でも、部屋が空いていれば入居できるとしていました。人工呼吸器装着、吸引が頻回、がん性疼痛コントロールが必要、二十四時間、状態が落ち着くまで付きっきりでケアが必要な病状の方や訴えがある方などの入居を受け入れてきました。

日中、夜間もスタッフだけでは対応が難しい時は二人が交代でケアを行いました。早朝から、夜間も二人が毎日交代で十年間、訪問看護を行いました。これは、金居・中田の二人がひなたの家の二階に住んでいた

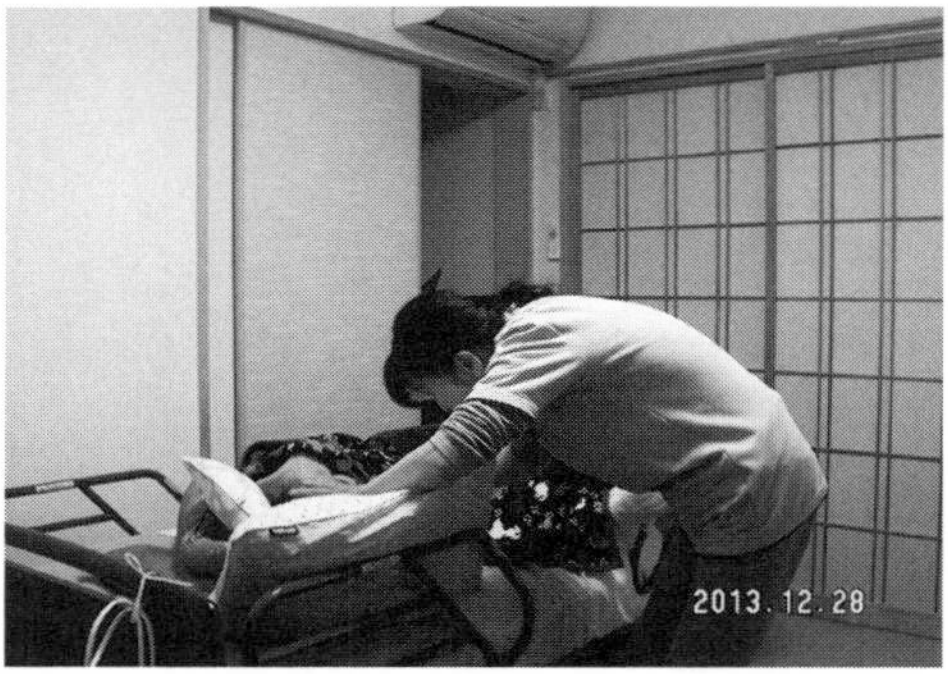

ゆっくりやすんでね

からできたことです。さらに、看護師の対応が必要な時に呼びだす緊急電話を保持し、夜中でも訪問看護に出動する緊急対応の当番を金居が毎日担ってきました。お風呂に行くときも着信音が浴室に届くように、睡眠時も枕元に電話を携帯する、いつ携帯電話が鳴るかという緊張状態にある生活を十年間つづけてきました。

なぜ、せめて中田と交代で緊急携帯を持たないのかと疑問に思われるでしょう。実は、私が宮崎に出張に行っていた時、中田が緊急携帯を持ったことがあります。深夜に一階で事故があり、スタッフが電話をしても中田は出ませんでした。困ったスタッフは近所に住んでいる中田のお兄さんに電話をして、お兄さんが中田を起こしに来たというハプニングがありました。中田はぐっすり眠りこむと電話に気が付かないのです。それ以来、常にファーストコールは金居となりました。ただ、緊急電話があった時、中田は何もしないのではありません。その際、必ず私は隣の部屋で寝ている中田を起こして、私が行くのか中田が行くのかを相談して動きます。外に出る時は、もう一人にひなたの中のことを頼む必要もあります。

今後、二人が引退した後、入居を決定するにあたり、二十四時間対応、早朝や夜間に訪問看護が必要な状態の方を引き受けることができるのか、体制が整えられるか、整えるとしたらどうすればいいのかという検討がまず必要になってきました。

本来、訪問看護ステーションの看護師は当番制で緊急電話を保持し、緊急時には出動します。しかし、ひなたの家では金居一人がそれを行っていました。他の訪問看護ステーションでの勤務経験があれば抵抗がないかもしれませんが、病院勤務だけでは経験がないので「できるかどうか」と不安をつのらせるスタッフもいました。二〇二一年から徐々に早朝・夜間の訪問看護、緊急電話対応の当番を金居・中田から訪問看護ステーションの看護師へ移行している段階です。

医療依存度の高い方をこれからもひなたの家で受け入れていくならば、訪問看護ステーションの看護師の体制づくり、そしてひなたの家で働く介護職員の判断力、緊急時対応能力の向上をはかる必要があると考えています。介護スタッフにとっては、いつでもすぐそこに看護師が居る、金居や中田が二階に居るので安心できできる環境でしたが、一方ではそこが弱い現状だと思います。

金居と中田の役割分担を挙げてみます。

ひなたの家継続の条件　2　・・・ひなたの家の精神や理念を引き継ぐ人の育成

金居は、訪問看護として仁豊野ヴィラや近隣の在宅療養者の担当、ひなたの家内ではケアの質をあげていくためのスタッフの教育・相談、喀痰吸引の技術チェック、家族との相談対応、緊急対応、理念や就業規則などの規則類の整備、対外的な会議の出席、依頼された研修や学校の講師、講演広報活動などです。中田は、訪問看護としては小児、看護・介護スタッフの勤務表作成と調整、給与計算、労務管理、助成金申請、レセプトの請求業務、経理、保険の契約と請求など事務的な処理、そしてスタッフの健康管理などです。もちろん、役割分担はしていますが、緊急時の対応のように、二人で相談し補いながらやってきました。

先ほどの緊急対応の問題だけではなく、二人が担ってきた全てを引き継いでもらうには時間がかかりそうです。どのように引き継ぐのかという事業承継、または継承問題について考えました。ぱっと全てを違う会社に引き継いでもらったり、経営者や役員の担い手を見つけて運営を任せたりするような事業承継とするのか。または、ひなたの大切にしている精神や理念を引き継げる人を育てて事業承継するのか。もしくは、事業を停止して解散するしかありません。その三択が浮かびます。

私は始めたからには終わりにする責任もあると思っています。ただ、スタッフからの意見もあったように、解散の可能性は低くなりました。また、管理者や経営者が変わると、方針が大きく転換されるのはよく耳にする現実です。それで、より良い方向になるならいいのですが、往々にして良くない方向になる可能性があります。大切なひなたの家の住人の皆さんやスタッフを託すのですから、できればそうなってほしくない。結果的になんとか事業承継にしたいと思いました。

そこで、金居と中田の役割は、今までともに働いてきたスタッフに移行していく計画を始めました。事務長のような中田の役割は、常勤の事務職員に引き継いでいっています。事業所の管理者としての金居の役割を引き継いでもらうために、管理者補佐として管理的な役割を担うスタッフを育てています。勤務表の作成の訓練も始めました。今まで、スタッフは法人の社員ではありませんでしたが、経営面でも参画してもらうために社員として総会に出席してもらうようになりました。

引き継げるものは引き継いでも、最後に残るであろうと考えられるのは、中田の担当では給与の決定と計

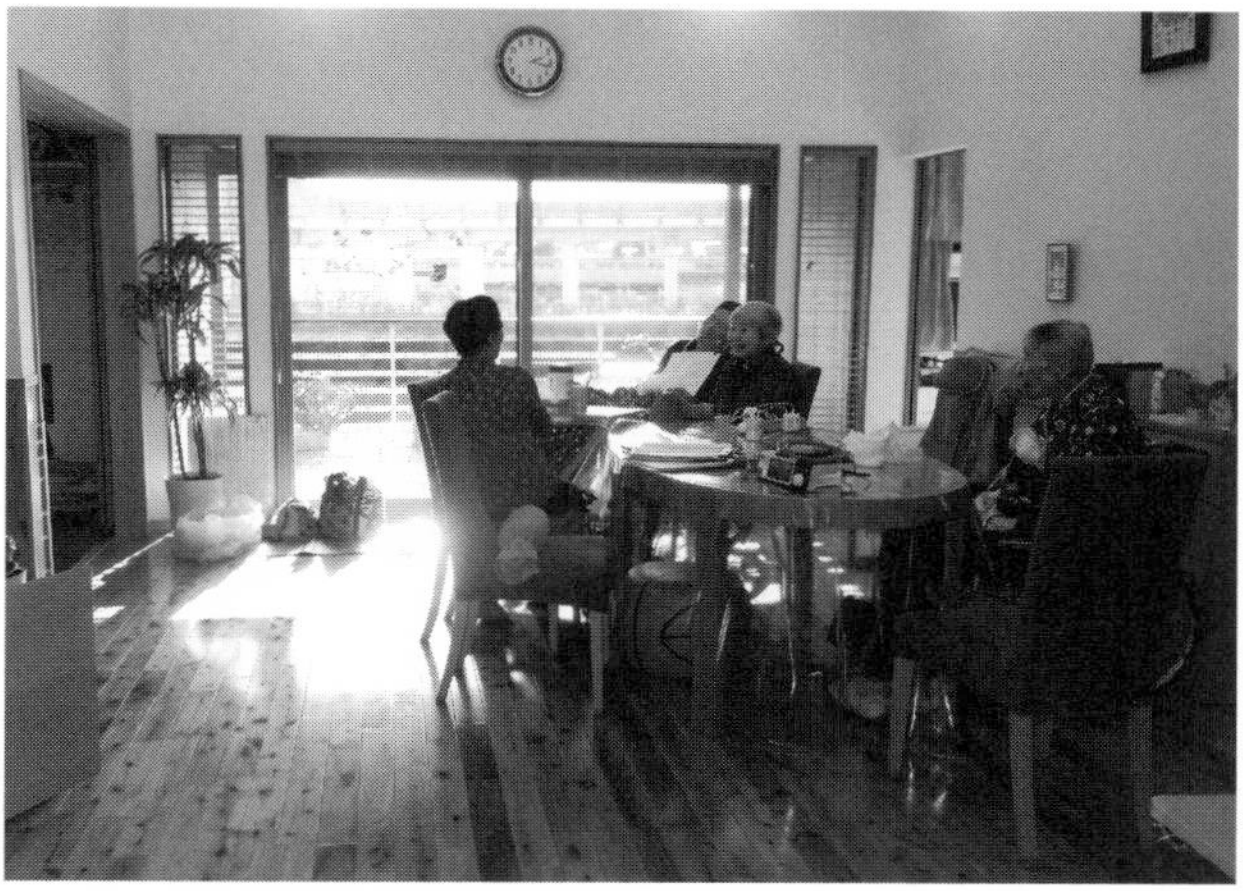
ひなたのリビングで。住人さんもご家族も一緒に

算、金居の担当ではスタッフ教育と理事長としての研修や広報活動だと思われます。また、みんなのボーナスをどうするか、昇給をどうするか、高価な物品の買い物や工事をするのかしないのか、研修生を受けるのか、講演依頼を受けるのか、そして入居希望者を受け入れるかどうか、細かいことから大きなことまで二人で重要な決定をしていきました。二人の性格は正反対ですので、意見が違うことはよくあり、時には感情的になりながら相手を説得するために議論しました。

その結果、失敗はあっても悪い方向には進まなかったと思います。事業承継したあと、そういう重要な決定のための議論を誰に託すのかは、残された大きな課題です。

「ひなたの家の暮らしと看取り」は、Ⅲ章に記した通りです。ひなたの家がこの地で根付いてこられたのは、部屋が空いている限りどんな状態の方でも受け入れてきたからです。どんな状態の方でも、ここで穏やかに家族とともに過ごすことができる家（場所）であり続けたからでもあります。病院の地域連携室やケアマネージャー、往診医、そして家族から「ひなたの家なら」「ひなたがあってよかった」と言ってもらえる、この言葉がひなたの家が存在する意味であり、そこにいるスタッフの働く意味であると思います。

今まで通りできないかもしれない、今まで以上にできるかもしれない。

引き継ぐこと、事業承継は、ひなたの家が求められ継続してほしいという願い、ひなたの家で働き続けたいという思いがあってこそ成り立ちます。目標は見えてきたので、あと数年スタッフとともに実現していきたいと思います。

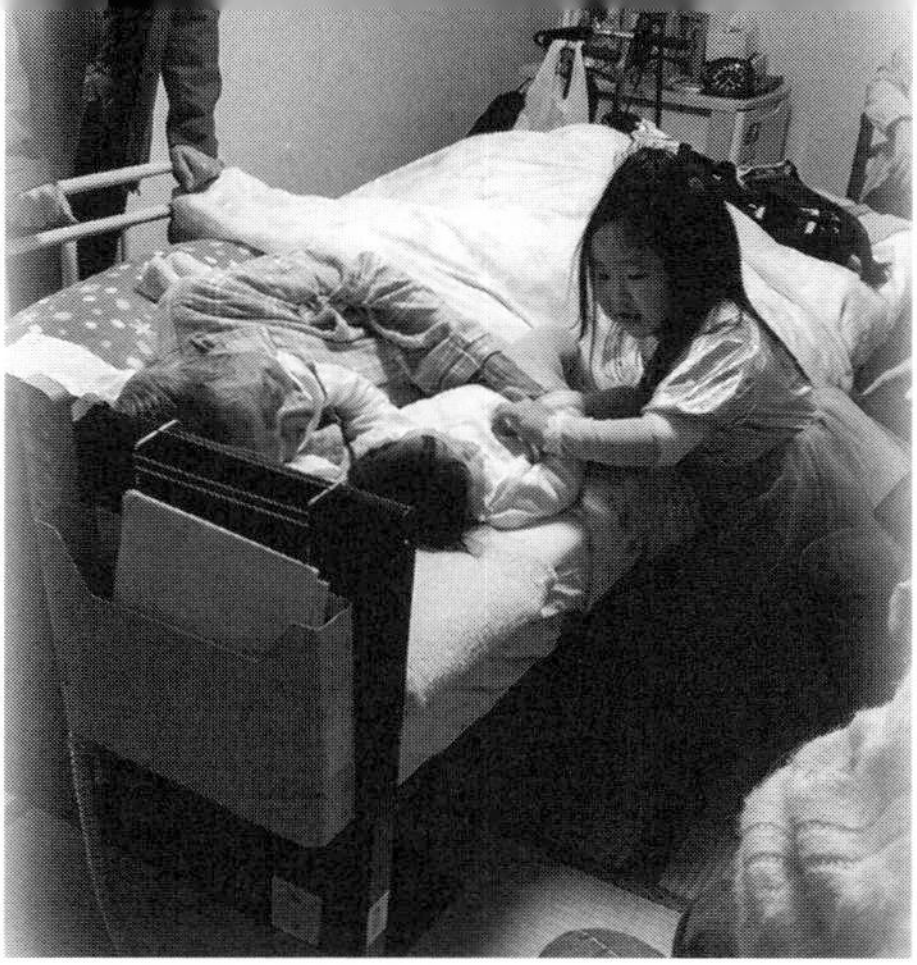

Ⅶ

あとがき

112人の物語と感謝

注：この章に載せた写真はここでご紹介した以外の方の写真も含みます。

一一二人の物語

Ⅲ章の「ひなたの家の暮らしと看取り」で、十名の方をご紹介しました。他の看取りをさせていただいた方にも多くの物語がありました。すべては書ききれませんが、もう少し短い物語を紹介させてください。ご年齢は入居当時の年齢です。

＊

八十二歳女性は、大脳皮質基底核変性症でした。食事に時間がかかると施設から胃ろうを勧められ、胃ろうの手術を終えたのに、施設に戻れませんでした。認知症はなく、会話もできました。歌をうたうのがお好きで、よく一緒に「蛍の光」と「仰げば尊し」をうたいました。スタッフの言動をよく観ておられて時々「あの人嫌いやぁ」と教えてくださいました。

＊

八十六歳男性は、脳腫瘍で意識がほとんどなく、ＣＶポートから二十四時間点滴をされていました。二十四時間点滴の管理はひなたの家で初めてのケースでした。介護スタッフ一人ひとりに点滴の調整の仕方を教えました。

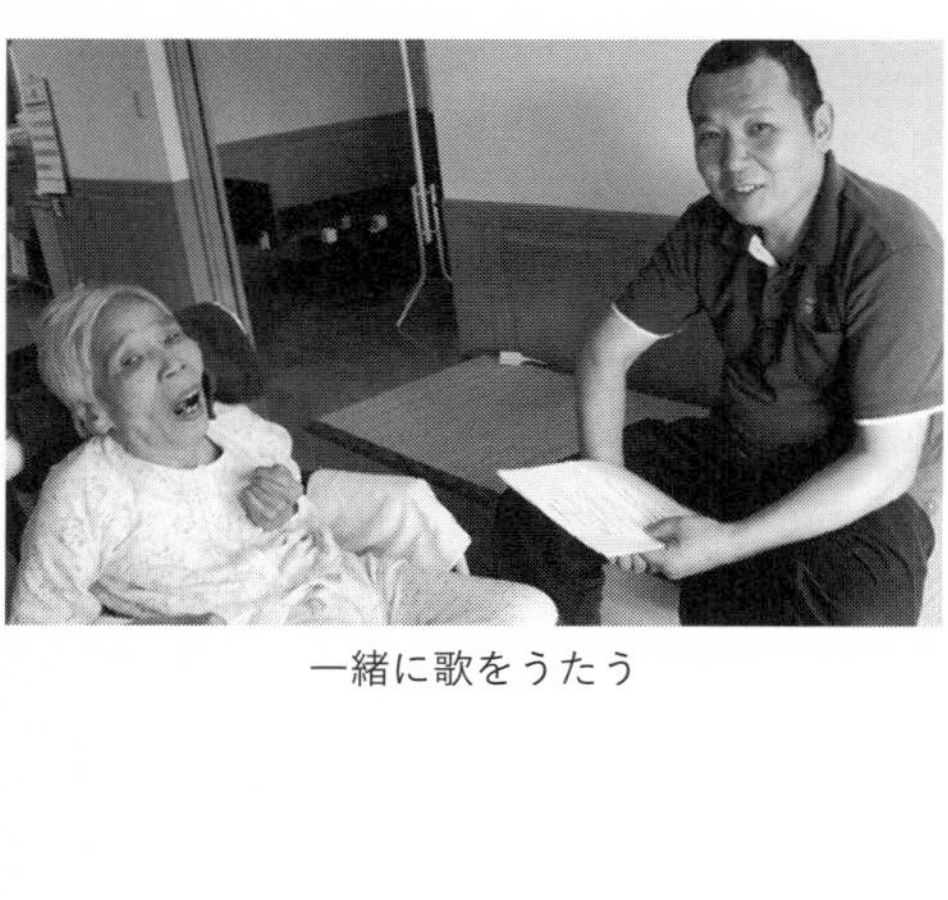

一緒に歌をうたう

＊

九十五歳女性は、肺がんと心不全で酸素吸入しながら入院されていましたが、食事を全く食べられなくなり、余命二週間と言われてひなたの家に来られました。

認知症はなく意識もしっかりされていましたので、入居された日に何が食べたいかと尋ねると「さしみ」でした。早速、買ってきたところ、醤油をたっぷりつけて「美味しい」と食べられました。入院中は塩分制限があって食べられなかったのだと思いました。この方は、一年八カ月ひなたの家で生活されました。

＊

八十七歳女性は、重症筋無力症で腎不全もあり、認知症もありました。下肢のリンパ浮腫が強く、パンパンに腫れあがって浸出液の出ている足をベッドから降ろすと、自分の筋力では持ち上げられないので、スタッフはその度によっこいしょと足をベッド上にあげていました。足を持ち上げて部屋から出ようしてふと振り返るとまた足を降ろしている。認知症のため説明しても忘れてしまうのです。その繰り返しで中田は腱鞘炎になり手首にギプスを装着することになりました。

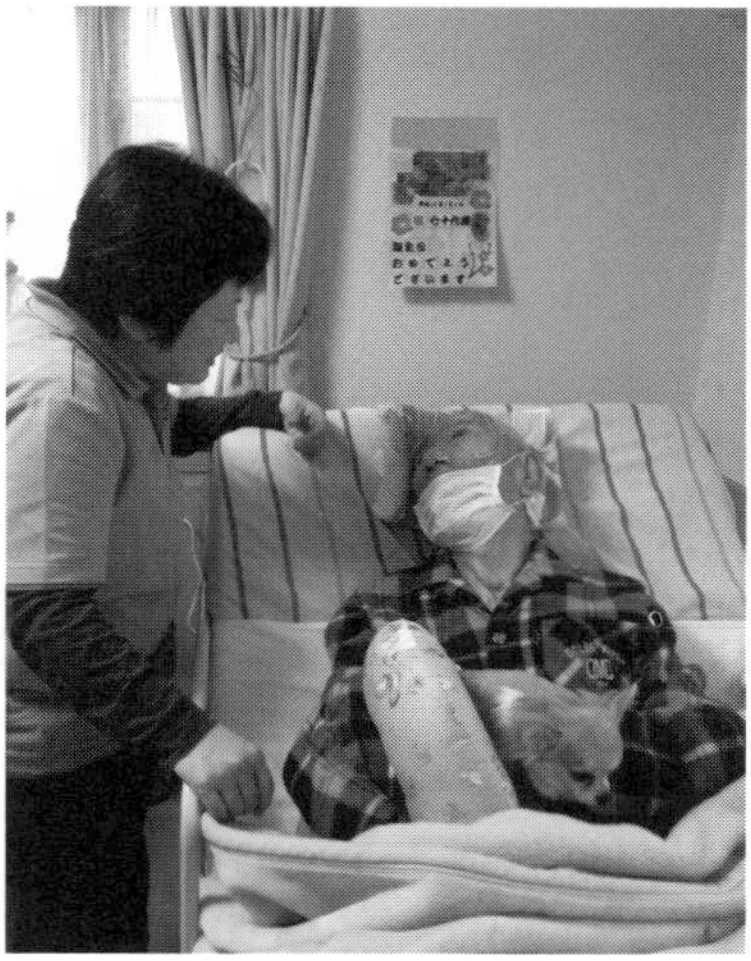

「何か言いたい？」目を見てコミュニケーション

＊

七十一歳の男性は、脳出血で倒れ、気管切開をして療養型の病院に入院されていました。心不全を併発していて、

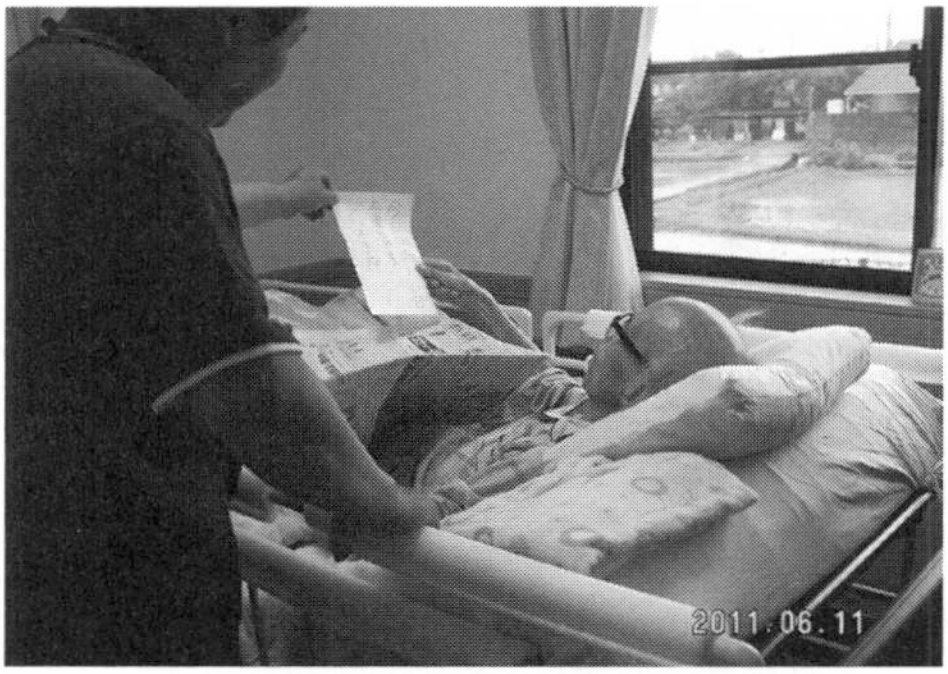

「今日は雨ですね」筆談で話しかける

もう命がないと言われたと奥様が相談に来られました。入居を希望され受け入れが決まった際、病院の医師からは、「もう数日で命がないからそんな施設に行くのではなく、このままここで看取ったらどうか」と言われたのを奥様が振り切って入居されました。

しかし、ひなたの家でできる限りの手厚い治療やケアをした結果、約二カ月で状態は安定したのです。それで奥様は家に連れて帰るという決心をされました。二人暮らしでしたので、奥様だけが介護をすることになります。ひなたの介護・看護スタッフが長時間サービスに入るようにして、自宅での生活を支えました。この方は九年三カ月自宅で過ごし、自宅で亡くなられました。

*

六十一歳の女性は子宮体がんで骨転移がありました。娘さんと二人暮らしで、入院を勧めても「家に居る」と頑固でした。困った娘さんとケアマネージャーさんの相談を受けて訪問看護を開始しました。短期間で下半身に麻痺がきて動けなくなったので、一刻も早く病院か施設に運ばなければならなくなりました。「病院は嫌」なら、すぐに引き受けられるのはひなたの家だけと説得し、半ば強引に動けなくなったご本人を金居と中田がおぶっての入居となりました。食事も食べられなくなっていたのに、調理の匂いがして「ええ匂いしてるなあ、それ食べさせて」と言ってくださった時の嬉しさが記憶に残っています。

*

七十九歳の女性は、肝臓がんの末期で認知症もありました。食べる量も少ないし、もう歩けなくなっているということでしたので入居していただきました。しかし、この方も食べられるようになり、歩けるようになりました。毎日のように「それでは失礼します。帰ります」とカバンを持って帰ろうとされました。「息子さんがここで待ってててって言われていましたよ」と言うと「ああそう」と言って、カバンを置いてリビングで過ごされました。息子さんをとても信頼されている様子でした。

息子さん夫婦はたびたび来られて一緒に過ごしたり、外食に出かけたりされていました。しかし、ある日突然、脳出血で息子さんがお亡くなりになったのです。私たちは訃報に驚き、どうお伝えすればいいかと思いながら、奥様と相談して通夜の始まる前にご本人をお連れしました。

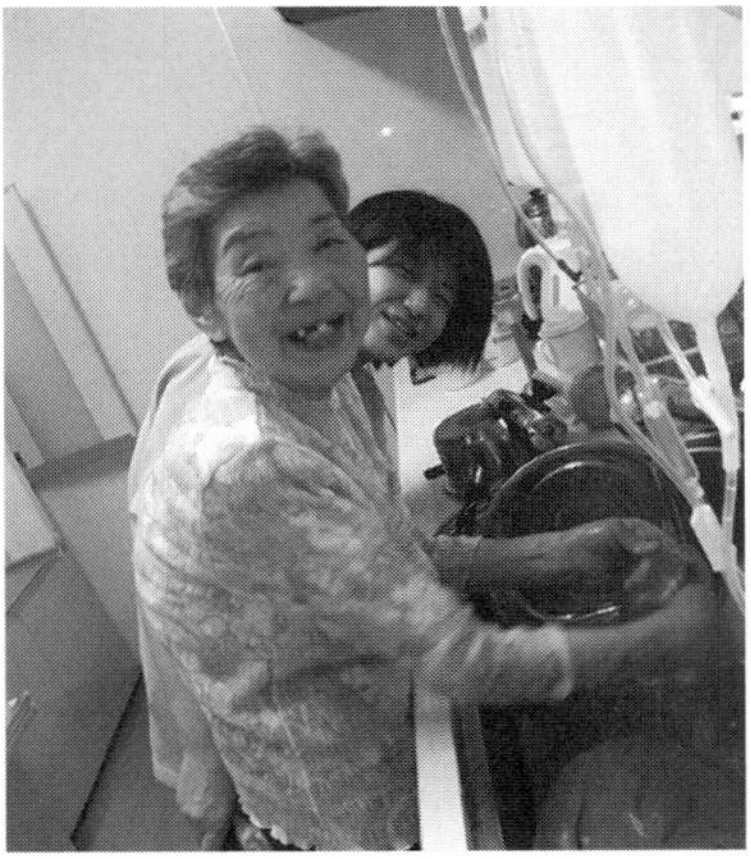
お手伝い、ありがとうございます

横たわっておられる息子さんを見て、パチパチと顔を叩きながら「〇〇、どうしたん。はよ起きな」と声をかけられたあと、まるで悟ったかのようにくるっと向きを変え、背後に控えていたご家族に向かって、「こうなったからには仕方がない。お世話になります」とお辞儀されたのです。その凛とした姿に、息子に先立たれた母親の気持ちを思うと胸が張り裂けそうになり、ご家族と一緒に泣きました。

しかし、その場を離れて車に乗った時にひとこと「さっきの人、だれやったかな」と言われました。「息子さんですよ」とは言えませんでした。確か一瞬息が詰まったあと「だれでしたかね」と答えた記憶があります。その後息子さんのことは口に出されず、普通の生活に戻り、最期はお嫁さんが看取られました。

＊

七十三歳の女性は肺がんの手術後骨転移がありました。化学療法も困難になりホスピス病棟を紹介されましたが、免疫療法の継続を希望されたため入院を断られ、自宅で訪問診療を受けながら生活されていました。一人暮らしだったので、痛みが強くなり、痛み止めを多量に飲んでしまいました。ケアマネージャーさんからの相談で、副作用の嘔吐が激しい状態のまま急遽の入居となりました。この方は、心身の状態も悪く、医療用麻薬を使っても痛みがなかなか緩和されませんでした。身体の痛みはもちろん「心が痛いの」と言われた時のつらい気持ちを思い出します。

＊

九十七歳の女性は、食事が食べられなくなり入院して点滴をしていました。ずっと介護をしてこられたお嫁さんが、褥瘡ができていて家に連れて帰れないと入居を決められました。点滴をやめて、少しずつ食べたり飲んだりしながら約三カ月ひなたの家で過ごされました。

徐々に食べる量が減っていき、食べられなくても、とても穏やかなお顔で、週三回のお風呂ににっこりしながら入って、最後はお嫁さんと小学生のひ孫さんの前で息を引き取られました。「自然に亡くなるってこういうことよ」と教えていただいたと思っています。

＊

七十七歳の女性は、多系統萎縮症で食事が食べられなくなり、経鼻経管栄養を受けておられました。この方は病気になる前から藤本先生に、管を入れてまで生きることを望まないと意思表示をされており、ご主人もそれを理解されていました。

ひなたの家に入居して数日後、経鼻経管栄養は外され、何を食べたいか尋ねたところ「うなぎ」と言われました。食べやすく加工されたうなぎを取り寄せて食べられた時の嬉しそうなお顔を思い出します。

この方は、予想外に急な看取りとなり、ご主人がその場に間に合わなかったことが心残りです。ご主人は、連絡を受けて慌てて電車に飛び乗ろうとして、財布を持っていないことに気が付き、取りに帰る時間がないと駅員さんに交渉してまで、早くたどり着きたかったようです。そのお気持ちを思うと申し訳ない気持ちでいっぱいで、藤本先生の前で大泣きしてしまいました。

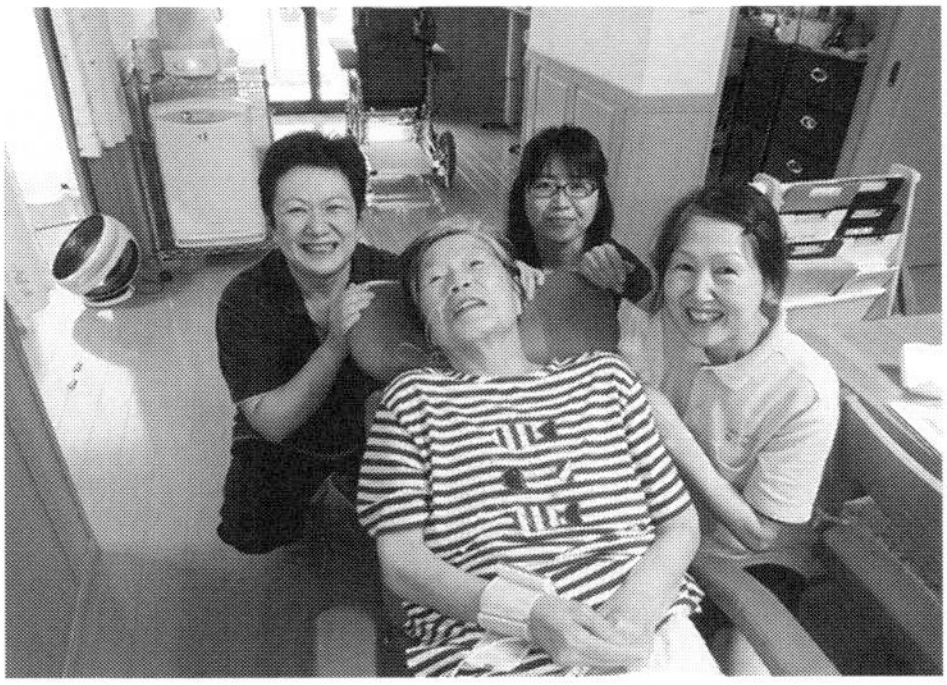

経鼻経管栄養を外すことになって笑顔を見せる

＊

八十九歳の女性は、パーキンソン病で肝臓がんの末期でした。身体をほとんど自分で思うように動かせず全介助で胃ろうをして施設で過ごしておられました。それまで、自分が思うような介護を受けられず傷ついてこられたのだろうと思います。入居されてからしばらくは、私たちに「うそつき」と口癖のように言われていたのを思い出します。

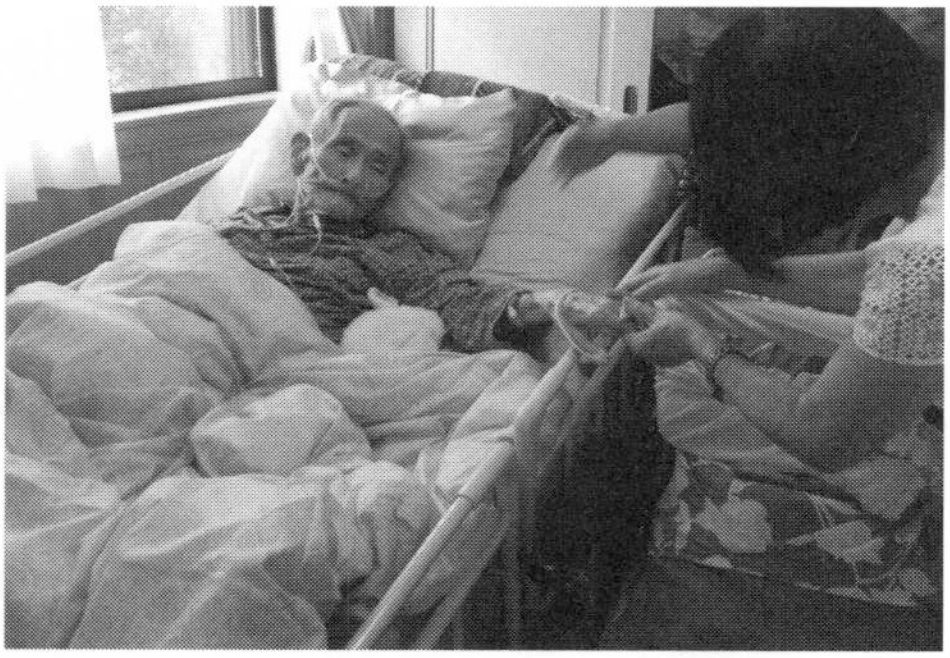

(上)久しぶりの再会に「○○よお」と奥様に手を差し出される

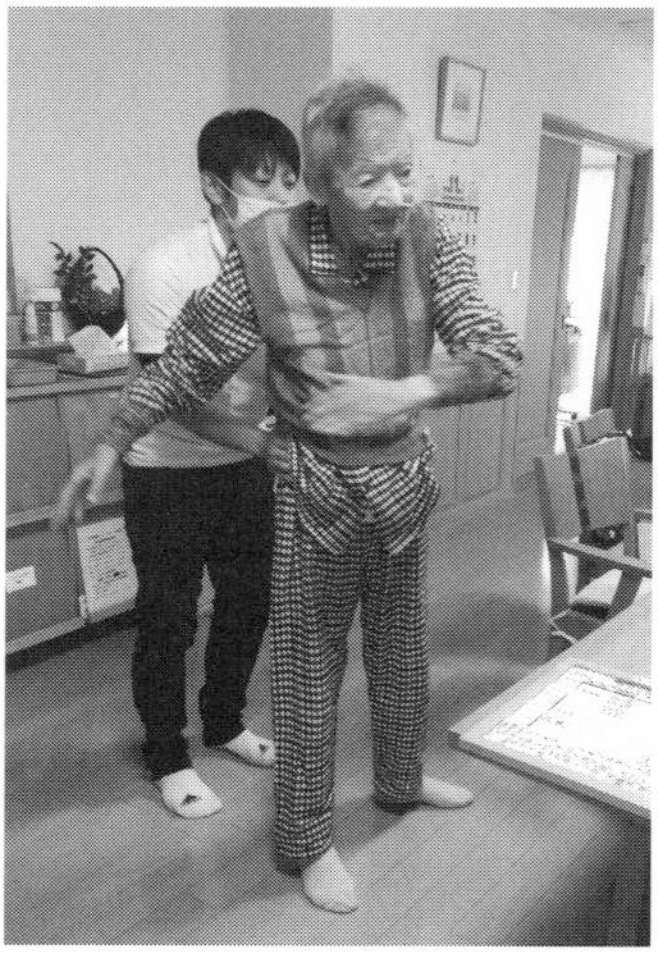

(左)スタッフと一緒に毎日ラジオ体操

日常のことだったようです。

「すぐに行きます」と言って来ないとか、「少しお待ちください」と言っていつまで待っても来ないなど、以前入っていた施設では日常のことだったようです。

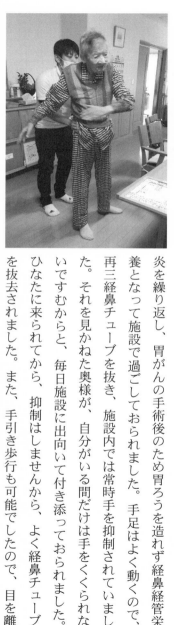

三月に入居されて、八月にはご主人もひなたの家に入居されました。ご主人の全身状態はかなり悪く、入居後約一週間で先立たれました。ご夫婦の久しぶりの再会の際、ご主人は「○○よぉ」と手を差し出し、手に触れられ、喜んでおられたのを思い出します。葬儀にはご本人をお連れして参列させていただきました。

＊

八十一歳の男性は、レビー小体型認知症との診断で、誤嚥性肺炎を繰り返し、胃がんの手術後のため胃ろうを造れず経鼻経管栄養となって施設で過ごしておられました。手足はよく動くので、再三経鼻チューブを抜き、施設内では常時手を抑制されていました。それを見かねた奥様が、自分がいる間だけは手をくくられないですむからと、毎日施設に出向いて付き添っておられました。ひなたに来られてから、抑制はしませんから、よく経鼻チューブを抜去されました。また、手引き歩行も可能でしたので、目を離したすきに自分で一人で歩こうとして、転倒し怪我が絶えませんでした。

拘束を最小限にして安全を守るために何度も何度も話し合い工夫をして、ご家族の理解もあってなんとか看取りまで大きな怪我をせずに辿りつけたと思います。スタッフの忘年会に同席された時、スタッフ用のビールをサッととってプシュッと開けたご様子や、遠くから手を振ると手を振り返してくださる様子も微笑ましく思い出します。

＊

八十六歳の女性は、腎不全と心不全、両下腿のリンパ浮腫から浸出液がだらだらと流れている状態で、自宅でお嫁さんの介護を受けて生活されていましたが、ご本人は断固として拒否。

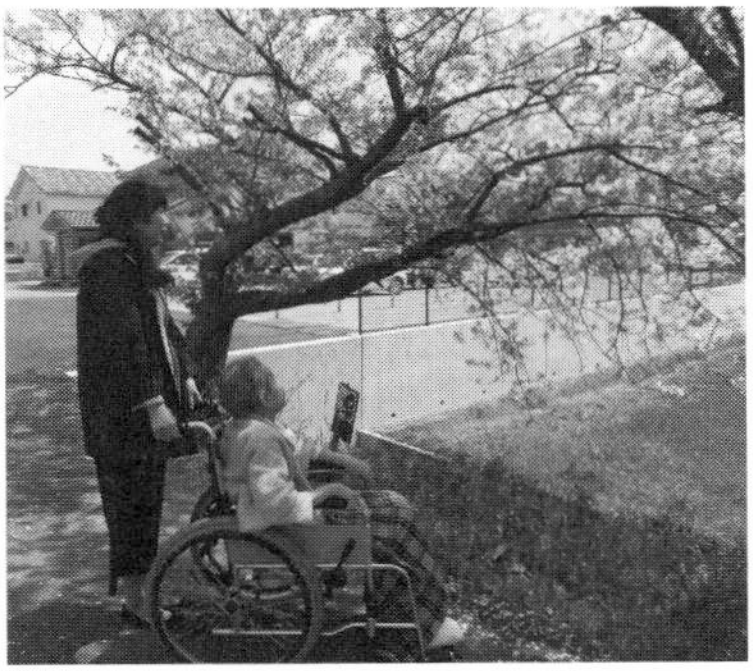
娘さんとお花見

透析をしなければ、命は短いと何度も説得されていましたが、ご本人は断固として拒否。治療をしないとなると病院は受け入れてくれず、そんな足の状態では施設にも入れない。娘さんが困り果てて相談に来られて、ひなたの家に入居となりました。

足からの浸出液のために一日三回ガーゼを交換、痛みがないのが幸いでした。苦しくてまっすぐ横になることができず、ベッドから足を降ろした状態で二十四時間過ごしておられ、眠るときはサイドテーブルに頭を乗せて休まれました。本来なら食事制限しなくてはいけない状態でしたが、「命が短いのだからなんでも食べたらいいですよ」と医師から言われ、ベッド上におかきなどのたくさんのおやつを置いて、ちょこちょこ食べておられました。認知症はなく、くりっとした目でいろんな話をしてくださいました。そんな状態でも二年間ひなたの家で過ごされました。

＊

八十七歳男性は、私（中田）の父です。中田家の五代目。ひなたができるまでこの土地でずっと畑をしていました。ひなたの家ができたときにはまだ南側で畑を続けており、トラクターで耕したりもしていました。徐々に一人暮らしができなくなり、（まだまだ自分のことができたので）他所の施設に入所となりました。急に心不全症状が悪化し、意識はありましたが血圧が低くやっとの状態で、急遽ひなたの家に入居となりました。「あーやっと、ここに帰って来れた」と言い、一晩兄がベッドのそばで付き添いました。

次の日の朝、「お父さん、お風呂入ろか?」と聞くと「そうやな」と返事し、これで最後になると思うから、と私と兄で日勤が来るまでに二人でお風呂に入れようということになりました。二人で入浴をさせて、パジャマを着てボタンを留めたと同時に息を引き取りました。七月九日が父の米寿の誕生日、その二日前でした。ひなたの家には一泊二日の宿泊になりました。

＊

四十七歳の女性は、子宮体がん手術後の再発で、すでに治療はできない状態となり病院で緩和ケアを受けておられました。目が不自由で介護の必要なお母様と二人暮らしでしたが、お母様を施設に預けて内緒で入院し、そのままになっていました。ご友人がキーパーソンとなって、ひなたの家に入居。

無理をして退院したのは、コロナ禍で病院に居たらだれとも面会ができないという理由でした。友人の多い彼女は、ひなたの家に入居されてから、すぐにお母様や何十人もの友人と会い、明るく語らい、疲れて眠る、そんな時間を過ごされました。お母様は娘さんの病状が悪いことを「そんなわけない」と認められませんでした。五日目、看取りの場にはお母さんをはじめとして多くのご友人が集まりました。繰り返し「わしより先に死んだらあかん、また買い物に連れて行っておくれ」とお母様が叫ばれ、その声に皆が号泣する中、息を引き取られました。

出会った方、お一人おひとりに物語がありました。全てを書き留められませんが、私たちの心の中にしっかり残っています。

短い物語の中にも余命宣告を覆し、回復するという大逆転が何例もありました。「奇跡ですね」とよく言われます。生活のにおいや音、家族に囲まれた生活。食べたい時に食べて、寝たい時に寝て、起きたい時に起きる。やりたいこと、できることをする。それを可能にする環境を丁寧に作り、生活を整えるケアは、生きる活力につながり、ご自身の持つ力を引き出します。奇跡というよりむしろ当たり前の姿を取り戻されるのだろうと考えています。

そのために、「生活の質」を整える介護スタッフ、そして、「生命の質」を整える看護スタッフ、理学療法士、それぞれの

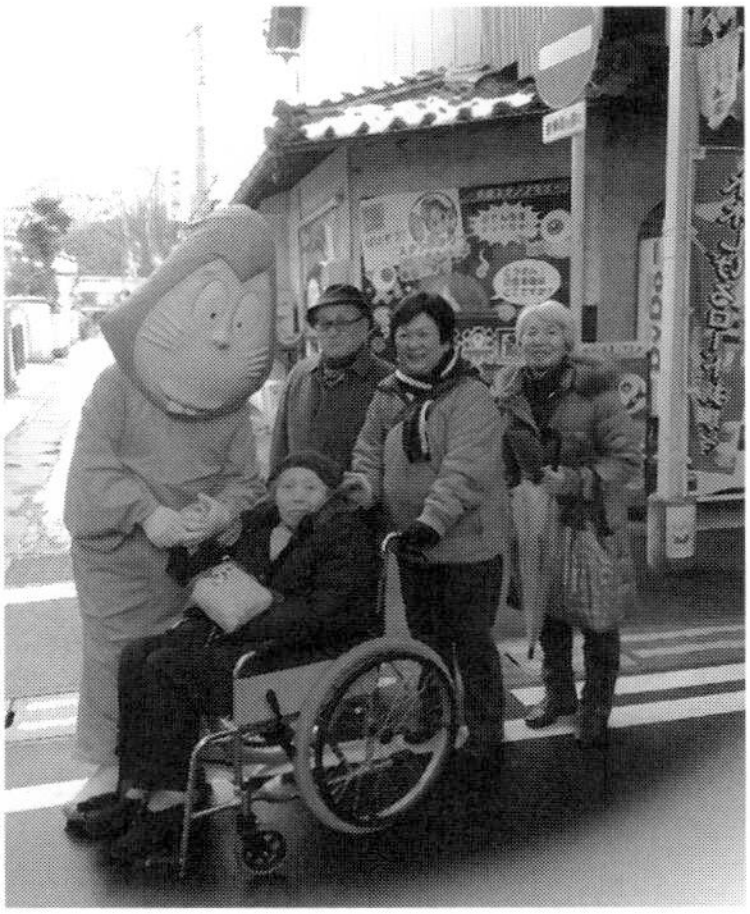

住人さんと出雲旅行

専門職がお互いに尊重しながら日々のケアに力を合わせています。

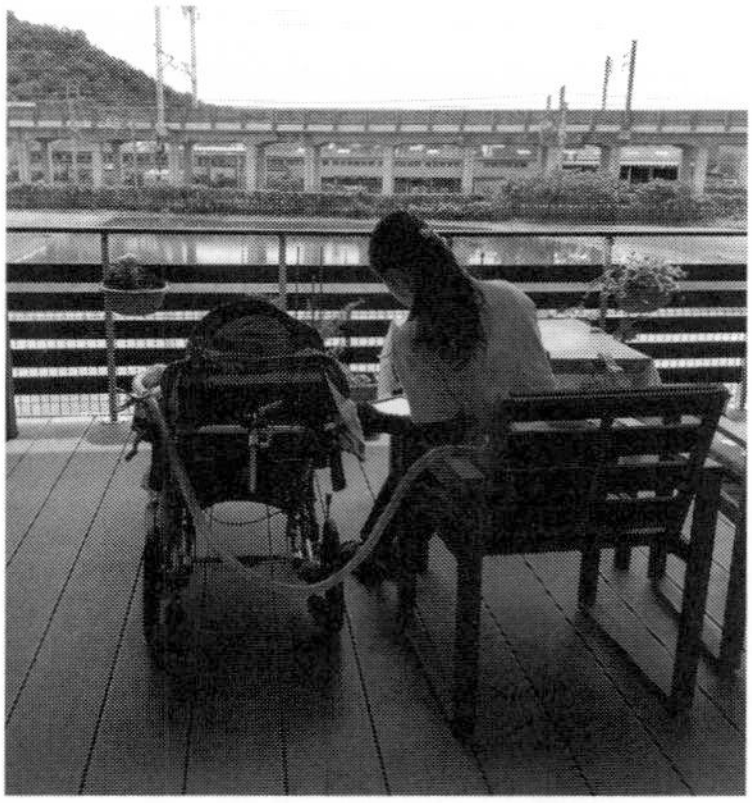
呼吸器をつけた住人さんとスタッフ

感謝

「一番大切な人とひなたぼっこをしながら最期を過ごしたい。それはささやかなことかもしれない。やわらかな陽光が差し込み、風が通り抜け、ご家族と私たちが見守るなか、最期までこころ穏やかに生きることができる家」として「ひなたの家」と名付けました。

ひなたの家でお会いした方、訪問看護に行かせていただいた方、そして一緒にひなたで働くスタッフの皆、すべての人に物語があります。私たちは、お会いしてからのことと、「昔はね……」とお話しするなかで聞いたことしか知りません。いっぱいの愛情を受けて生まれ、大きく成長して、時代の波にもまれながら働き、人を愛し、病になったり、老いて、生きてこられた最期に、ここで巡り逢えたこと、ともに過ごさせていただいた時間、その一瞬一瞬に感謝しかありません。

その物語を今回の本には書ききれません。でも、二〇一一年六月一日から二〇二三年八月二十二日（この原稿を書いている日）現在まで、ＮＰＯ法人ひなたが存在している意味を、そして、「ひなたがあってよかった」というこの言葉に私たちは応え続けなければと思っています。

今日、入居十三日目の住人さんのお誕生日会がありました。娘さんも参加されています。司会の一丸が、「お誕生日という大切な日を一緒にお祝いさせていただきありがとうございます。ひなたに来られてから少しずつお元気になられ、穏やかな表情で過ごされていることをうれしく思っています。これからもひなたでゆっくりと穏やかに過ごされますように。また、やさしいご家族様とのお時間も大切に過ごされますようお手伝いさせてくださいね」と言って、誕生会が始まりました。十二年経っても変わらない時が流れているなぁと思った素敵な時間でした。

この事業を始めるまでは、金居も中田もそれぞれに一年に何度も旅行やスキーに行っていました。この十二年間スキーには一度も行っていません。旅行もせいぜい三日という短期間です。今までよく遊んできたからと自分に言い聞かせて、突っ走ってきました。

就職したばかりの看護師寮のようなひなたの二階で、公私の区別のつきにくい合宿のような生活をしてきました。二人で文句も言い合いながらもなんとか二人三脚、ツインカムエンジンで一緒に乗り越えてきて、お互いに感謝しかありません。この本を作成したことで、何度もくじけそうになった十二年間、住人さんとご家族、利用者、スタッフをはじめ多くの方に支えられてきたと改めて思います。

本当にありがとうございました。そして、これからもよろしくお願いします。

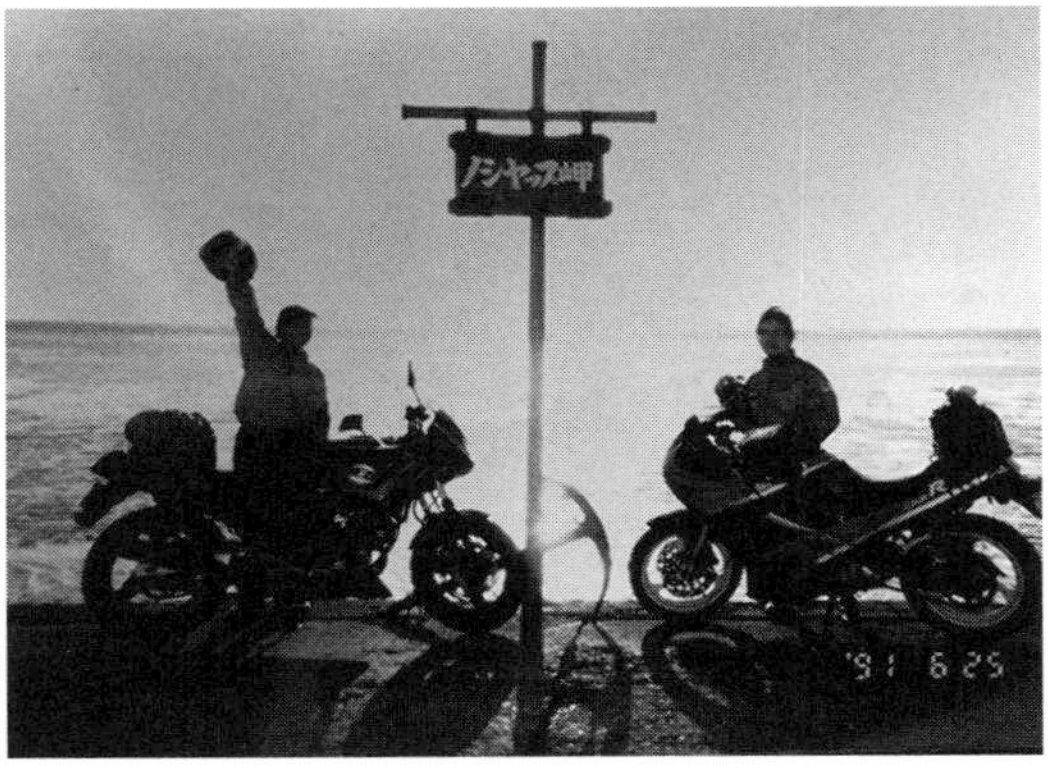

バイクでツーリング

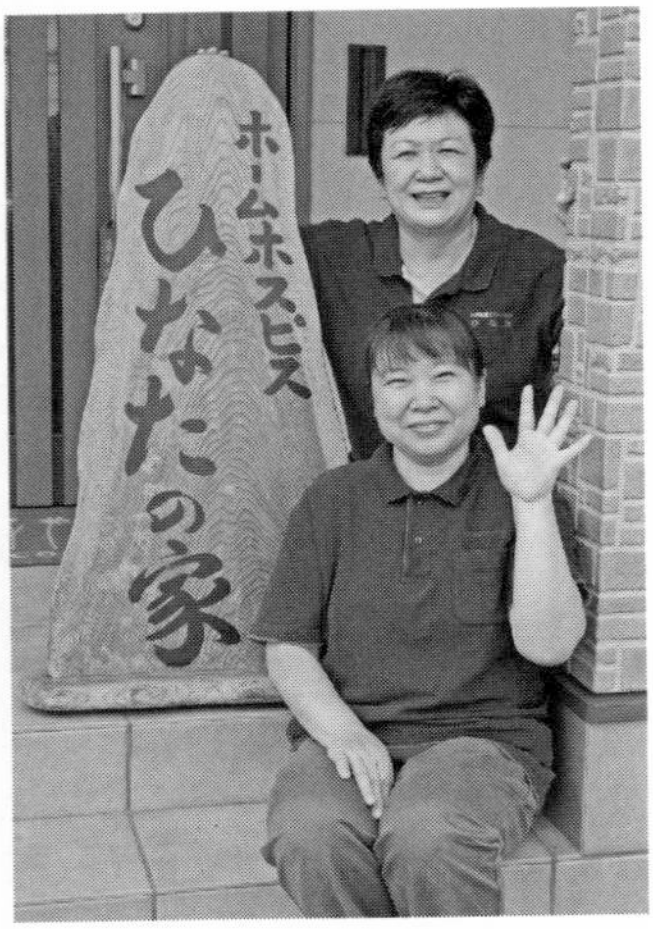

（上）金居久美子、（下）中田めぐみ

金居久美子（Kanai Kumiko）
昭和 59（1984）年より、現）国立病院機構に看護師として入職。同機構にて、看護学校教員、看護師長、近畿厚生局看護教育担当官、副総看護師長、教育主事に配属される。その間に、東京の厚生省看護研修研究センターにおいて看護教員養成課程 1 年、幹部看護教員養成課程 1 年を過ごす。勤務先は、三田、南京都、福知山、紫香楽、大阪、姫路など近畿各地。平成 21（2009）年 3 月で依願退職し、日本訪問看護振興財団刀根山訪問看護ステーションに入職、訪問看護に従事する。平成 23 年 6 月より現職。
現職：特定非営利活動法人ひなた　理事長
　　　訪問看護ステーションひなた　管理者

中田めぐみ（Nakata Megumi）
姫路市御国野町御着で生まれる。平成元（1989）年より、現）国立病院機構に看護師として入職。同機構にて、看護学校教員、看護師長、本部ブロック事務所医療課に配属。その間に研修のために東京で 1 年間過ごす。平成 23 年 3 月末で国立病院機構を退職。4 月から特定非営利活動法人ひなた副理事長。現在に至る。
中田の生きがい：現地で旬のものを食べること。

特定非営利活動法人　ひなた
ホームホスピス「ひなたの家」
お問合せ　TEL 079-252-7778　FAX 079-227-8788
E-mail　hinata2011@live.jp
ホームページ：http://hinata2011.com/
〒 671-0232 兵庫県姫路市御国野町御着 237-1
@HINATA.NO.IE

ホームホスピスひなたの家の 12 年
出会いと別れ、癒しと成長、感謝の現場から

2023 年 12 月 1 日

著　者　金居久美子　中田めぐみ
■
発　行　図書出版 木星舎
〒 814-0002　福岡市早良区西新 7 丁目 1-58-207
TEL 092（833）7140　FAX 092（833）7141
http://mokuseisya.com
■
印刷・製本　シナノ書籍印刷株式会社

ISBN978-4-909317-34-6